# 高血壓的預防與健康管理

HYPERTENSION

告別生命中的隱形殺手

- ☑ 高血壓與現代人生活型態
- ☑ 接受治療與有效控制症狀
- ☑ 降壓八部從自身習慣做起
- ☑ 情緒和飲食影響血壓高低

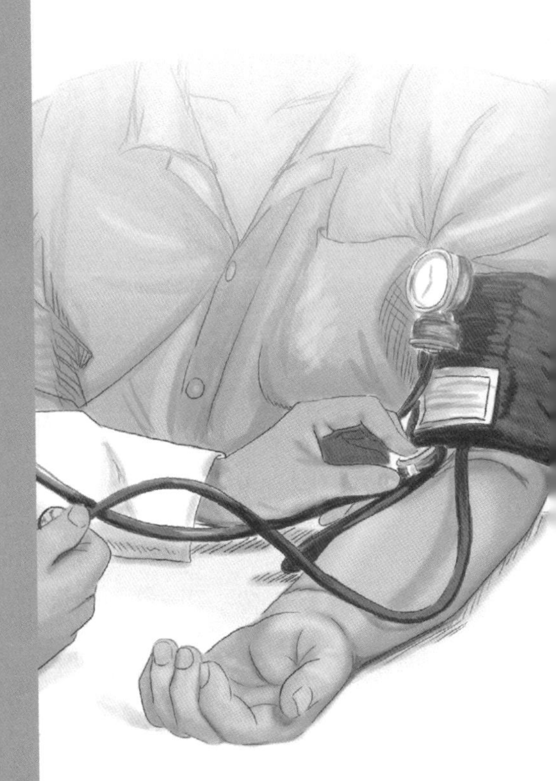

◎醫學菁英社／編著

# 高血壓

血壓失控・中風心痛

## 編輯室報告

提供健康知識，讓您做好健康管理。

首先你要先知道現代人與高血壓的生活型態，現代人壓力大、作息不正常、飲食油膩過鹹、體重過胖、缺少運動、抽菸喝酒等等，一堆不良習慣圍繞在生活中，這些都是導致血壓升高的原因之一，如果能提早警覺自身狀態，在形成高血壓前予以徹底改善，往往能遠離使用藥物的機率。

高血壓如果沒有好好控制，可能會產生心臟方面的疾病，例如心臟擴大、心肌梗塞，而腎臟方面會有腎衰竭的現象，以致引發腦中風、半身不遂，嚴重的可能會死亡。不過，高血壓通常不會在一夕之間形成，而是經過長時間慢慢上升，因此身體會慢慢去適應血壓的變化，所以高血壓才會如此難以發覺。

本書提供您認識高血壓、有效預防、飲食原則三大重點，循序漸進的剖析高血壓問題，讓您更加了解高血壓狀態。

相信您一定想要做好預防勝於治療，良好的健康管理就是身體護理的唯一準則，秉持著專業、歸納解答、範例剖析、飲食建議等等，讓您有效預防及增強自我健康管理，針對正確觀念、預防調養、積極態度三大觀點來讓本書更加易懂實用，讓我們一同來認識高血壓的預防與健康管理吧。

# 作自己健康的主人

最近你有量過自己的血壓嗎？台灣十五歲以上的國人每五位就有一位是高血壓患者，超過六十五歲的台灣人則有一半以上都有高血壓。你的血壓真的正常嗎？

根據行政院衛生署民國九十四年的統計，高血壓疾病為十大死因的第十位，平均每天約有五人因高血壓而死亡，而且十大死因中和高血壓有關或密切相關的慢性病就佔了一半（包括：腦血管疾病、心臟疾病、糖尿病、腎炎腎症候群及腎性病變，以及高血壓性疾病），真是可怕的沉默殺手！然而即便現今控制血壓的藥物如此安全先進，高血壓的併發症是如此怵目驚心，還是只有二至三成的高血壓病患接受規律的治療。

本人在每天的臨床工作中最覺得痛心的一句話就是：「醫生，聽說血壓藥吃了會上癮會傷身，我還是先不要吃藥好了。」四處充斥的錯誤資訊及似是而非的說法，讓許多人錯失了控制血壓的時機，往往在中風或心臟病等併發症發生之後才後悔莫及。

血壓多少才算高？一般所認定的一百四十／九十毫米汞柱事實上已經是疾病的狀態，對於高血壓前期（收縮壓一百二十至一百三十九毫米汞柱或舒張壓八十至八十九毫米汞柱）的民眾而言，約有二分之一至三分之一的人會在四年內進展成真正的高血壓，而且高血壓前期的人一樣會逐漸產生心血管疾病，這是最需要早期預防的族群。已經在用藥物的病患也要養成量血壓的習慣，確定自己血壓是否達到控制的目標，並不是有吃藥就可以，這樣藥物的使用才有意義。

高血壓會不會好？血壓藥是不是要吃一輩子？其實現代人的壓力大、生活作息不正常、飲食過油過鹹、體重過重、缺少運動、抽菸喝酒，這些不良的生活型態所造成的血壓升高，如果能在疾病早期予以徹底改善，往往能讓病患脫離藥物的使用。然而對於已經調整生活型態但血壓仍無法降到正常值的民眾，適當的使用降血壓藥物絕對可以減少腎臟、心臟、血管等部位的併發症，而讓下半輩子依然過得健康有活力。

血壓的控制當然不是只靠藥物，國父說過：「知難行易」，病患如果能瞭解除了藥物之外，自己的生活還有哪些能改進的地方並加以實行，對於高血壓併發症的預防是非常有幫助的。很高興看到這本內容淺顯易懂，對高血壓的成因、治療、併發症、生活調整等各層面都有詳細說明的書出版，相信不只對於高血壓的病患有極大的幫助，對於健康的讀者而言，這些正確的資訊更能幫助自己或親友預防高血壓及其併發症的發生。

高血壓並不可怕，只要我們能好好瞭解並控制它，自己就是健康的主人！

財團法人基督復臨安息日會臺安醫院
社區醫學部暨家庭醫學科主任
羅佳琳

## 高血壓不要來——告別生命中的隱形殺手

你知道嗎？台灣四十歲以上的中年人，每五個人當中，就有一個罹患高血壓，而且高血壓常常是沒有症狀的。因此，每個人都應該要注意自己的血壓，以免它在不知不覺間傷害你的身體，甚至造成恐怖的併發症。

這幾年來，因為罹患高血壓而死亡的人數，一直高居十大死因排行榜之列。既然高血壓這麼可怕，大家就應該正視這個可能會悄悄上身的疾病。根據統計數字顯示，罹患高血壓的人中，大約只有一半的病患知道自己有高血壓，而其中又只有百分之五十的人願意接受治療，而治療後更只有百分之五十的病患血壓能獲得有效的控制。總而言之，大約只有八分之一的高血壓病患能夠有效地控制自己的血壓。

那麼究竟血壓多高才是高血壓呢？根據世界衛生組織界定標準，十八歲以上的成年人在合宜的環境下，經多次測量，收縮壓在一百四十毫米汞柱以上、舒張壓在九十毫米汞柱以上，即被判定為高血壓。但須注意血壓並不是靜止不動的，它可能隨著情緒、運動、生理、姿勢、年齡等影響而不斷地變化。例如睡眠時，血壓就會逐漸降低，但睡醒之後，血壓又會迅速高升，這也就是中風及心肌梗塞常常發生在清晨的原因。也就是說，人體的血壓在一天之中會有起伏的狀況，但高血壓患者的血壓變動較大且較不穩定，所以被稱為是「疾病」。

為了因應台灣即將成為一個高齡社會，衛生署特別推出「降壓八部」，期望大家從自身做起，讓每個人都是健康高手。

1. **第一部是展臂平伸量血壓**：平日注意平展雙臂，多做擴胸運動，對活絡血脈有很大的幫助。展臂平伸量血壓是防治高血壓的第一步驟，血壓高於一百四十／九十毫米汞柱者，請每月量一次血壓。

2. **第二部是安步當車五百步**：散步是最好的降壓運動，每週至少做三次有氧運動，每次三十至四十分鐘，不但可以調氣強心，更可有效降壓。所以建議下班後，提早一站下車散步回家，對血壓的控制有很大的幫助。

3. **第三部是掐指按摩似達摩：**指尖按摩有活血的功能，同時也可戒除叼著菸的習慣。菸、酒、咖啡等刺激物，經手時都應提醒自己，為了家人，為了朋友，吃得清淡，自然降壓真好！

4. **第四部是穠纖合宜老益壯：**保持正常體重較不易罹患高血壓。所以平常多注意吸收體重控制和高血壓的相關資訊，讓自己更有信心控制高血壓。

5. **第五部是遊龍運掌常服藥：**血壓超過一百四十／九十毫米汞柱者，請定期服藥，以免嚴重的併發症發生。把降壓藥放置在自己隨手可得的地方，提醒自己天天服藥，是一種別具用心的「掌握」法。

標準體重（公斤）
男：62＋（身高－170）× 0.6
女：52＋（身高－158）× 0.5

6. 第六部是忙裡偷閒蓮花心：壓力與緊張是導致高血壓的因素，平和的生活，也是自然降壓的不二法門。

7. 第七部是清涼吐納尚太平：對高血壓患者而言，病從口入，幾乎就是一語道破的成因。保持低鹽、低膽固醇，使用植物油及高纖的天然食品，就是最佳的飲食療法。

8. 第八部是有恆為降壓之本：降壓是一輩子的事情，一旦罹患高血壓，就必須持續注意降壓，千萬不能疏忽這種無法根治的中老年慢性疾病，就算沒有特別症狀，也請為了您美好的人生，防患未然。

以上為降壓八部，不管你有沒有高血壓都應該牢記在心。要打倒高血壓不僅僅是口號而已，應該了解它的病因、種類、病狀、併發症等，才能有效處理及預防。各位好朋友，坐而言不如起而行，拿起身旁的血壓計，一起來量血壓吧！

# Contents

CONTENTS 目　錄

# 高血壓

## 血壓失控・中風心痛

CONTENTS 目 錄

◆ 相關併發症 142

CONTENTS 目錄

CONTENTS 目 錄

# 高血壓

## 血壓失控・中風心痛

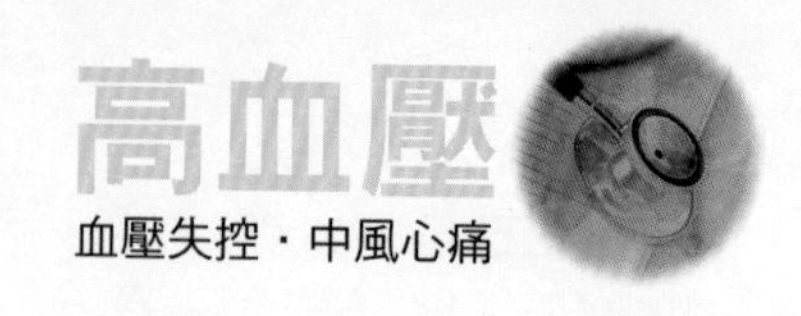




APPENDIX

附錄 227

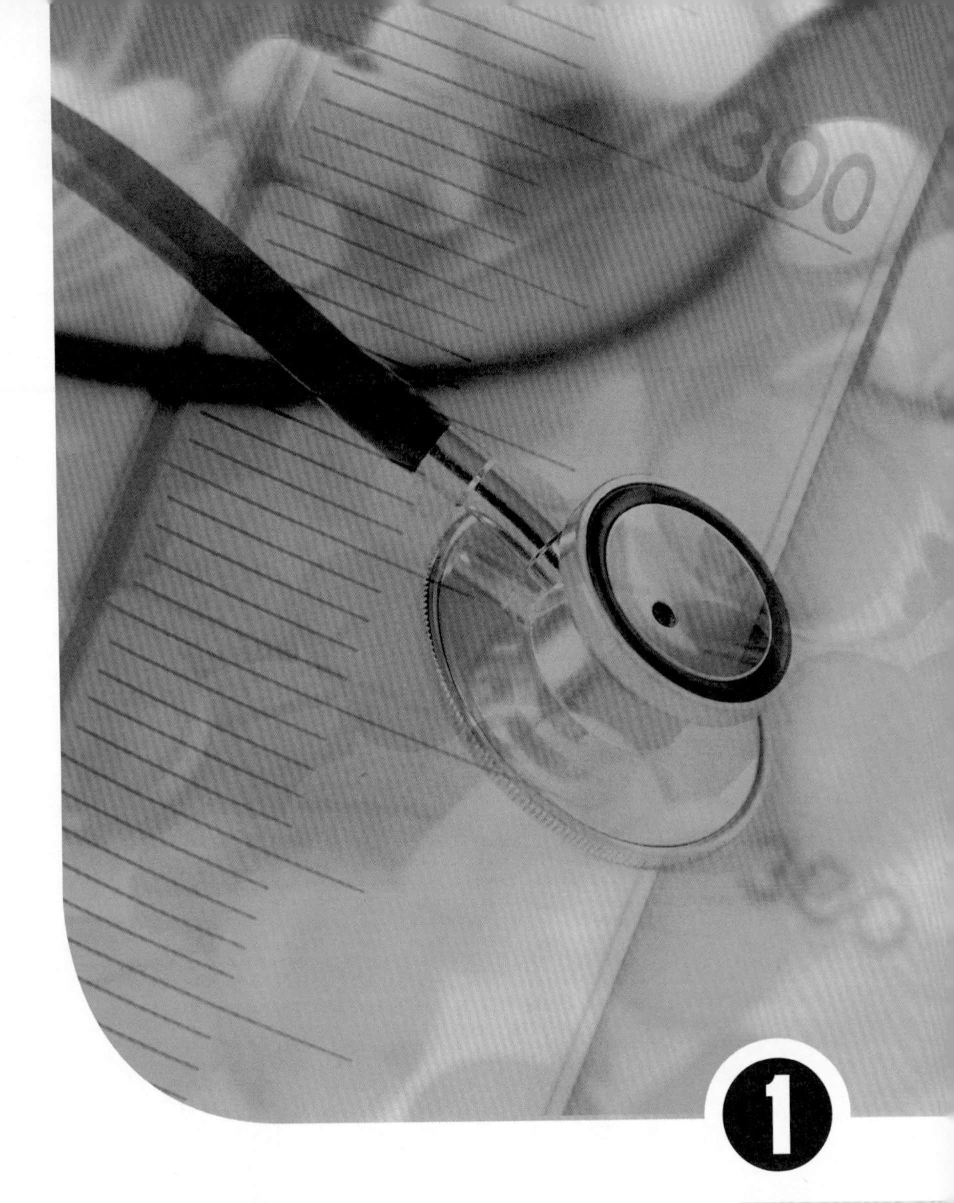

1

CHAPTER

# 概論

# 高血壓

血壓失控・中風心痛

## ◆小故事大啟示

盧伯伯是個非常成功的商人，在企業界也是人人尊重的大老。

去拜訪他的時候，對他的第一印象就是「健康」，實在很難想像他曾經是一個身高一百五十七公分、體重卻超過九十公斤，一看就知道是個超級胖子的中年人。

「雖然當時我已經胖得不得了，但是在別人眼中，看到的可能都只是我成功的光環，所以大家都忙著稱讚我的事業，根本不會有人提到我的體重，我也就這樣對身材漠不關心。」幫我們沏了茶後，盧伯伯開始回憶。

「當我的醫生告訴我，我的確患有高血壓時，他問我準備怎麼辦？要怎樣去面對？這簡直是難以想像！居然是醫生問我該怎麼辦？想辦法治好病患不正是醫生的職責嗎？怎麼居然是醫生反問我要怎樣治療，我當時真是搞不懂。一直到後來，我才知道我的醫生是非常了不起的，因為血壓高低，最重要的是病患自己的控制，他把健康的責任放回我自己的身上，讓我參與努力。」

盧伯伯喝了一口茶後繼續說：「醫師給我一套節食計劃，讓我徹底放棄了當時正在吃的很多種好吃的食物，他說我必須減去十至十五公斤，對我才是健康的。」

盧伯伯解釋這個節食計劃：「要依照醫生的這個節食計劃去生活，對我來說真的很困難，因為它除了不能吃很多好吃的加工食品外，還要增加各種青菜、水果，此外還必須戒鹽、戒酒，然後開始運動。這個計劃對於我這種忙碌的商人來說，幾

**高血壓小常識**

＊依據世界衛生組織界定標準，收縮壓／舒張壓為一百三十九／八十九以下為正常血壓，一百四十／九十至一百六十／九十五為邊緣高血壓，而一百六十一／九十六以上為高血壓。根據衛生署的標準，收縮壓在一百二十毫米汞柱以下，舒張壓在八十毫米汞柱以下，都屬於正常血壓，而收縮壓在一百二十至一百三十毫米汞柱，舒張壓在八十至八十九毫米汞柱則屬高血壓前期。

乎不可能達成。但是為了自己的健康和家人，我還是下定決心，乖乖地照著計劃實行。

「當計劃實行一個月之後，我去回診。血壓真的降低很多，變成只有稍微偏高，體重也減輕了。雖然只有兩公斤左右，可是整個人舒服多了，感覺輕鬆、輕盈，也很愉快。」

聽到這裡，我們都很為盧伯伯高興，但他接下來的話卻讓人心情又沈重了起來。

「可是我維持健康的時間並不長，有一段時間我應酬多，再加上自己是個美食主義者，有時候實在無法控制，因此就吃下那一堆堆美味可口的加工食物。而且因為生活忙碌，我也慢慢忘記醫師的指示，應該要十天吃完的藥我都拖到二十天左右。此外，因為忙碌的業務，我連早餐都一邊進食一邊開會，所以當然沒有時間運動。而且為了招待客戶、取得生意，我又開始拚命地灌酒應酬。這樣一來，那些我好不容易減去的體重，統統都一點不剩的回來了，在體重回來的同時，血壓也跟著體重一起回升，這些都是我能夠感覺到的。」

身體越來越不舒服的盧伯伯，終於再度求助於醫師，醫師不得不繼續讓他服藥來降低血壓。這個時候的盧伯伯，就像是一個想要戒菸的癮君子，一面發誓要戒菸，一面又忍不住偷偷地點了一根，而抽完一包忍不住地又繼續第二包。

但盧伯伯的醫師並不放棄，還是重新建議他使用飲食療法，而且又多增加了一項運動計劃，同時考慮到盧伯伯體重太重的情況，所以建議盧伯伯先從每天只要運動十分鐘，然後依據自己的狀況，慢慢增加運動的時間和運動量，讓盧伯伯不再害怕運動。

其實盧伯伯是個非常幸運的人，尤其是遇到他的醫師，這位醫師有正確的觀念，運用控制飲食的方式來幫助盧伯伯的高血壓，把長期服藥作為最後的選擇。更重要的是，醫師把真相告訴病人，讓病人了解情況的好壞完全取決於病人自己的心態。

「後來我真的覺悟了，開始依照醫生的提議持之以恆的實行，才能得到現在的健康，罹患高血壓這麼多年，其實我發現高血壓並不恐怖，恐怖的是沒有好好的治療跟控制。現在我也常告訴我的部屬，賺錢是一時的，健康才是一世的，希望大家都能長命百歲。」盧伯伯露出慈祥的微笑，讓我們相當感動，看著門外的運動鞋，我們知道盧伯伯的健康還會一直持續下去。

## ◆認識高血壓

### 什麼是血壓

血液持續不斷的流動，以便輸送氧氣及養分到身體的每個部分。而所謂的血壓，就是當心臟打出血液流向全身血管時，所產生的一種壓力。血壓維持著生命，讓我們可以健健康康地生活著。

血壓對生命來講是不可或缺的，因為有血壓，血液才能從心臟流到全身，但有一些情況會導致血壓過高或過低，這兩種情形都會危害到我們的健康，而高血壓又比低血壓更常見。以下我們會依序介紹各個與血壓相關的器官或系統，來幫助你更了解血壓異常的原因。

## 永不休息的幫浦——心臟

隨著時間一分一秒的溜走，心臟這個永遠不會休息的幫浦，也會伴隨著時間的流轉，而不停地跳動。人類的心臟每天大約搏動十萬次，並將含有氧氣及豐富養

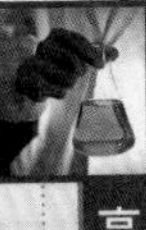

高血壓小常識

＊高血壓前期是指血壓值介於正常血壓與高血壓之間，雖沒到生病的階段，但也還不必吃藥，但必須改變飲食及生活形態，但是如果收縮壓已經超過一百四十毫米汞柱或舒張壓為九十毫米汞柱以上，就是罹患高血壓，要趕快到醫院看診。

分的血液運送過八萬公里長的血管，到全身每個組織器官中，現在就讓我們好好的來認識心臟：

### ✦腔室

正常人的心臟具有四個腔室，即是左心房、左心室、右心房、右心室，這四個腔室排列成兩對，同心協力並肩工作，下表就是它們的功能：

### ✦脈搏

脈搏是血液流經動脈所引起的擴張，人類的脈搏可以在手腕部位和頸部清楚地觸摸到。當你靜下來時，用手指去感覺上述的兩個部位，便可感覺脈搏的跳動。一般正常人的脈搏速率，每分鐘大約是七十至八十次。

▶ **心臟四個腔室各有其功能**

| 左心房 | 右心房 |
|---|---|
| 接受肺靜脈送來的含氧血液，並送至左心室。 | 接受由身體所送來的缺氧血液，並送到右心室。 |
| **左心室** | **右心室** |
| 將血液打入全身循環，因此非常大而強壯。 | 將缺氧的血液經肺動脈送至肺部，使血液重新含氧。 |

### ✦心瓣膜

心瓣膜是心臟搏動時開閉的小片，它們的功能是讓血液單向流動，不准回流。人類的心臟有兩組瓣膜，三尖瓣和二尖瓣是防止血液由心室逆流到心房，而半月瓣則是防止動脈中的血液流回心室。

### ✦心搏

心搏是指心臟各腔室以固定的頻率收縮，而造成的單次壓送作用。

心搏又稱為心跳，它受到心臟中稱為竇房結或節律點的一小塊肌肉所激發。節律點產生的電脈衝會傳播到整個心臟，使得心臟的各腔室按正確的順序收縮，以便將血液由心臟送出。接下來送出心臟的血液再透過如網絡般的血管送至全身各部位，當然血液中的養分和氧氣也一起流向全身。

## 運送養分的通道——血管

認識完心臟之後，我們要接著認識血管系統。這個系統也與整個生命的維持有很大關係。因為不管屬於什麼組織或器官，每個細胞都需要足夠的氧氣和養分來維持它的作用，同時也要將代謝出來的產物（如二氧化碳等）排出體外，而負擔這個重責大任的就是心血管系統。心臟的功能我們在上一章已經有詳細的解釋，所以這裡單就血管做介紹。

簡單的說，血管是由延伸的、平滑的「管道」所組成的網絡，分布在全身各部位，它可以簡單的分為兩個部分：第一部分是動脈，它專門負責將攜帶了氧氣、養分的血液，從心臟輸送到各個組織及細胞；另一部分是靜脈系統，它負責將攜帶二氧化碳等代謝產物的血液，重新帶回循環的行列（肺動脈與肺靜脈例外）。以下我們就來看看血管系統是如何工作的。

首先，鮮紅的攜氧血液會從心臟射出，然後先進入動脈血管，離心臟最近的動脈血管約有拇指那麼粗，之後隨著慢慢的流動，動脈血管就像樹枝一樣逐漸分成細支，最後來到細微的微血管，而微血管能讓帶有氧氣和營養的血液滲透到每個組織。

接下來另一些微血管會接收代謝所產生的廢物，然後這些微血管再接到小靜脈，然後就如同小溪匯集成大河川一般，靜脈漸漸匯得越來越粗，之後將載有二氧化碳的代謝產物的靜脈血，輸送回來進行淨化，並加入另一次循環，如此不停的重複，使得生命得以進行。

**高血壓小常識**

＊一般測量的血壓有兩種，測得較高的血壓稱為收縮壓，較低的血壓稱為舒張壓，收縮壓是當心臟收縮把血液打到大動脈時所測得的血壓，此時血壓最強；舒張壓是心臟在不收縮時，也就是身體各部分血液流回心臟時所測得的血壓，此時血壓最低。

## 正常的血壓

在前面我們了解形成血壓的器官與因素，這裡我們就要更進一步的認識血壓，並了解血壓的正常與異常。

心臟就如同是中央動力站一般，能藉由收縮搏動將血液送至全身，而這些流出的血液就會形成壓力。在這個過程中，有兩個壓力的數值是非常需要被關心的，這兩個數值稱為收縮壓與舒張壓。

收縮壓是心臟收縮時，血液被射入動脈所產生的壓力，此數值較高；而舒張壓則是心臟舒張裝入血液，為下一次搏動做準備時心臟所維持的壓力，此數值較低，這兩個數值也就是我們測量血液時所記錄的數值。

明白了收縮壓與舒張壓後，我們就可以來檢測自己的血壓是否正常了，按照衛生署的定義，一般成人的收縮壓應該要低於一百二十毫米汞柱，而舒張壓則應低於八十毫米汞柱，但因為血壓並不是固定不動的，所以要經過多次測量才能下判斷，若多次測量血壓都高於一百四十／九十毫米汞柱，就稱為高血壓。

## 血壓的變化

血壓是不停的在變動的，因此有時你會測出比較高的數值，但如果你的舒張壓經常保持在同一水平，只有收縮壓忽高忽低，通常代表著你的身體對日常生活壓力的正常反應，沒有必要太過擔心。

至於血壓為什麼會不停的變動，我們可以從兩個方向來探討，一是心輸出量，二是阻礙血流的因素。

### ✦心輸出量

心輸出量是心臟每分鐘搏出的血量，公式為：心室收縮所射出的血液乘以每分鐘實際心跳次數。

不論是動脈還是靜脈，都是柔韌有彈性的，能夠舒張也能夠收縮，透過舒張和收縮之後，靜脈系統就形成了一個能夠決定搏回心血量的動力血庫。所以如果靜脈系統硬化收縮，那麼回到心臟的血量也會上升。與此相應，每次搏出的血液量也必須增加，結果就是導致血壓升高。這個道理非常簡單，因為心臟必須射出更多的血液量，也就是說，心臟的工作量更大了。

▶ **阻礙血流的因素**

| 種類 | 影響原因 |
|---|---|
| 血液的黏性 | 所謂血液的黏性，是用來指液體流動性的一種說法。黏度越高的血液，流動起來較慢，因此血壓必須上升來推動這些黏稠的血液；相反的，黏度較小的血液，流動起來就順暢多了。 |
| 動脈的彈性 | 動脈的彈性是指動脈壁舒張能力的一種說法。一般來說，動脈是相當有彈性的，所以它才能隨著血壓伸縮自如。但有一些情況會讓動脈僵硬，這時候血壓就必須增加，才能讓血液通過這些僵硬的動脈。換句話說，動脈越是僵硬，血壓就會越高。 |
| 動脈的口徑和數量 | 動脈的口徑和數量也影響著血壓的高低。若是動脈的口徑越窄或可流通的數量越少，血壓就會上升，這個道理就像你將水管擠壓時，裡面的壓力會升高一樣。 |

### ✦外圍阻礙

血液從心臟射出後，血液流過的阻力要由血液的黏性、動脈的彈性以及動脈的數量和口徑，這三個因素來決定（見右頁表）。

## 如何量血壓

醫生們通常會用一種稱為血壓計的儀器來為你測量血壓。血壓計是由一塊布、

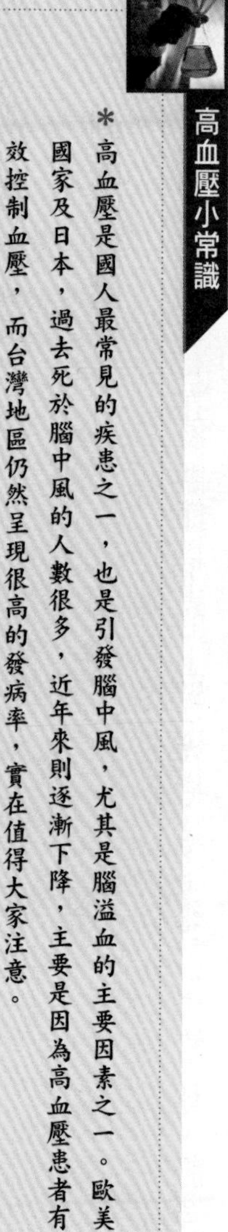

高血壓小常識

*高血壓是國人最常見的疾患之一，也是引發腦中風，尤其是腦溢血的主要因素之一。歐美國家及日本，過去死於腦中風的人數很多，近年來則逐漸下降，主要是因為高血壓患者有效控制血壓，而台灣地區仍然呈現很高的發病率，實在值得大家注意。

一個橡皮袖套、一個橡皮氣球和一個壓力計所組合而成的，壓力計類似一個溫度計或是其他類型的測量表。

## ✦測量收縮壓

醫生或護士將袖套包在肘關節以上的上臂部位，接下來是擠壓氣球，將空氣通過一根管子壓入袖套中，使袖套緊緊圈住上臂，直到將手臂壓緊，足以暫時阻斷上臂主要動脈中的血。此時壓力計或壓力表中的水銀或其他指示物會上升。

接下來醫護人員會將聽診器放在袖套下面的手臂上，慢慢從袖套中放出空氣，此時壓力計中的水銀水平也會下降。當血液開始流經動脈時，可以在聽診器裡聽到第一聲血液輕叩聲，這個數值是血液被你的心臟收縮時泵出的聲音，此讀數稱為高壓或收縮壓。

收縮壓是心臟產生的最高壓力，也是血液衝擊動脈壁的最大力量的量度。

### ✦測量舒張壓

當更多的空氣被排出袖套時，壓力計中的水銀水平或表上的讀數繼續下降，終至從聽診器中不再聽到輕叩聲，這時記下讀數。此讀數即是低壓或舒張壓，這是在心臟跳動間的靜止期時的壓力，也是動脈壁上的最小壓力。

### ✦注意事項

測量血壓是一件相當簡單的事情，但是其中有些小地方如果疏忽，將很容易發生錯誤的數據，簡單說明如下：

#### 一 病人方面

1. 測量前應至少休息五分鐘以上。
2. 測量前少抽菸、運動或食用刺激性食物。
3. 測量環境應安詳舒適，座椅適當，手臂與心臟位置應等高。
4. 以坐姿測量血壓時，被測量的人應舒適、輕鬆的坐好。

5. 將要受測量的上臂微彎伸向前外側，使其與軀幹呈四十五度，再將前臂平放在可使上臂與心臟在同一高度的桌面上，手心朝上。

## 二 儀器方面

1. 以水銀血壓器測量血壓最佳。
2. 選擇合適的氣囊與袖套，尤其是過度肥胖或纖細的人，很容易因為袖套的選用不當而造成誤差。

## 血壓計的種類

一般市售的血壓計大致上可分為下列三種：

### ✦水銀式血壓計

水銀式血壓計的水銀汞柱內為真空狀態，所以能夠不受大氣壓力影響，因此有數值穩定這個最大的優點，但其也有三大缺點：

1. 無法一個人自行操作，須由他人在旁監聽及觀看水銀汞柱上的數值。
2. 由於是以肉眼觀看數值，因此人為誤差頗大。
3. 體積較大，不容易攜帶。

## ✦電子式血壓計

電子式血壓計因具有下列優點，因此逐漸取代水銀式血壓計：

1. 使用簡易，可一人獨自完成操作。

**高血壓小常識**

＊隨著年齡的增加，高血壓罹患率也跟著增加，四十歲以上者，有百分之二十三到百分之二十五患有高血壓，而六十歲以上者，更高達三分之一以上，這些高血壓患者中，知道自己有高血壓者僅一半左右，而其中能好好加以控制的人也僅約半數而已，因此不能掉以輕心。

2. 可記憶所量出的測量值。
3. 數字顯示測量值，讀取容易。
4. 可同時測量脈搏數值。
5. 體積輕巧，方便攜帶。

依測量位置，電子式血壓計可分為手臂式、手腕式及手指式三種。依精確度，手臂式最準確，手腕式次之，手指式較差；依使用方便性，手指式最為方便，手腕式次之，手臂式較差；依攜帶性，手指式最好，手腕式次之，手臂式較差。

目前市面上以手腕式電子血壓計最受消費者歡迎。

## ✦碼錶式血壓計

測量方式與水銀式血壓計大致相同，血壓數值由碼錶上的刻度可以得知，在國內不多見，但在歐美地區則十分暢銷。

## 要怎麼判定高血壓

我們必須意識到兩點，第一點是，血壓並不會在一夕之間從正常升為嚴重高血壓，實際上血壓是一步一步慢慢升高的。第二點是，當舒張壓在八十至八十四毫釆汞柱之間時，就應該要注意了。

但在前面我們也有提過，血壓數值是可能隨時升高或下降的。使血壓短暫波動的因素很多，例如你是平靜還是緊張不安；你的身體是放鬆還是在活動，這種種狀況下測量出來的血壓值，都會不同。而兩隻手臂的血壓也可能稍有不同，因此，當醫生懷疑你有高血壓時，他可能在你初診時要測量兩隻手臂的血壓，並且要在往後幾天內或是在幾週之後，再繼續測量一次，但往後的測量會以你血壓較高的手臂為主。另外，醫師可能在你站著、坐著或躺下時測量血壓，因為不同的姿勢血壓也稍有不同。

如果這些測定值都顯示你有高血壓，醫師可能會詢問你的病史，並要求做身體檢查，除此之外，還可能要做一些其他的檢驗。

## ✦病史

醫生想知道你過去的病史，是為了可以更清楚地判斷你是否罹患高血壓，他可能會問你以下的問題：

1. 身體是否有任何不適的症狀，例如虛弱、流鼻血、頭暈、頭痛、胸痛、心悸，以及其他可能與高血壓有關的症狀。
2. 過去吃過什麼藥，例如感冒藥、咳嗽藥、減肥藥、避孕藥，以及任何可能影響血壓的藥，都必須告訴醫師，以利診斷。
3. 家中其他成員是否曾因高血壓、腎臟疾病、心臟問題、中風或其他相關疾病而接受治療，這在診斷上相當重要。
4. 你的工作、家庭關係、生活習慣、飲食、全身狀態，或可能對血壓有不良影響的其他任何因素。
5. 你是否有任何與高血壓「續發原因」有關的症狀。

## ✦身體檢查

醫生會給你做一次詳細的身體檢查，以便更確定高血壓是否引起心臟血管、腎臟或眼睛的任何損傷。

1. 眼睛：眼睛中的血管是得知損傷的最早徵兆之一。醫生常會利用檢視鏡來檢查眼睛，這些血管是唯一能夠從外面看到的血管，並可提示全身小動脈的情況。

**高血壓小常識**

* 高血壓若沒有控制好，會造成腦、心臟、腎臟、眼睛與周邊動脈等器官的損傷，併發症有腦中風、左心室肥大、心臟衰竭、心律不整、心肌梗塞、猝死、腎硬化、腎功能異常、眼睛血管硬化等。

2. 心跳：心跳可以用聽診器來檢查，心跳的改變可能表示高血壓對心肌充血作用的影響。高血壓時，心臟可能擴大，有時可藉由輕叩胸部和聽心跳檢查出來。此外，醫生還會利用聽診器來聽肺中液體的狀況。

3. 脈搏：醫生會仔細觀察脈搏的跳動狀況，以便檢查是否有動脈狹窄所引起的血流減少現象。

4. 其他：在以上的檢查都完成後，還需要測量體重、抽血及尿液，以進行某些化驗，也可能需要做心電圖和胸部X光檢查。

總之，這些檢查都有助於評估高血壓對心臟的影響，也更可以明確得知是否罹患高血壓。

## 高血壓的症狀

高血壓被稱為無聲的隱形殺手，這是因為它初期沒有什麼明顯的症狀，高血壓患者可能從來都不知道自己患有高血壓，直到有一天去做健康檢查，或者是任何特殊原因而去量血壓時才發現，啊！原來自己的血壓這麼高。

剛罹患高血壓的人，常不會覺得有任何不舒服，但有些人會感覺到頭痛、頭暈、失眠、呼吸短促、頸部痠痛等症狀。

高血壓如果沒有好好控制，可能會產生心臟方面的疾病，例如心臟擴大、心肌梗塞，而腎臟方面會有腎衰竭的現象，以致引發腦中風、半身不遂，嚴重的可能會死亡。當然，如果舒張壓一下子從七十毫米汞柱，升高到一百零五毫米汞柱，所有高血壓不舒服的症狀都會發生，你一定會感覺到的。但通常高血壓不會在一夕之間形成，而是經過長時間慢慢上升的，因此身體也會慢慢去適應血壓的變化，所以才會這麼難以發現。

我們將高血壓患者初期會產生的一些症狀整理如下：

1. 耳鳴。
2. 早晨起床時頭會痛。

3. 無法找出原因的頭暈目眩。
4. 偶爾會流鼻血。
5. 莫名其妙的情緒低落。
6. 視力模糊看不清楚。
7. 沒有任何原因的緊張。
8. 面色潮紅。

## 日常生活保健

高血壓患者平日生活應該注意什麼呢？以下列出一些生活上應該注意的項目：

### ✦定期接受健康檢查

最好能夠每年做一次全身性的健康檢查，監控可能的併發症，以便及早發現及早治療。

### ✦遵照醫師指示

治療的過程應該遵照醫師指示，這些指示包括服藥、運動，還有各式醫師建議的事項，讓醫師的專業可以充分提供協助。

### ✦充分休息

應該保持情緒平穩，擁有充分的睡眠及休息；平常應有適當的娛樂，以鬆弛緊張的生活。

**高血壓小常識**

＊高血壓會造成血管硬化，直接使血管流血量減少，因而造成腦細胞缺血，產生頭疼、眩暈，甚至運動及感覺神經都會受影響，心臟也會出現心絞痛、心肌梗塞、心律不整等現象。

## ✦保持體重

高血壓患者應保持理想體重，因為肥胖正是高血壓的大敵。

## ✦飲食控制

高血壓患者飲食應採低熱量，鹽分攝取不可過多，尤其勿食用醃漬過的食品。飲食內容應該均衡的包括奶類、蛋類、肉類、蔬菜、水果，烹調方法則宜採用煮、燉、烤、蒸、烘、涼拌等方式。此外也應避免刺激性食物，如菸、酒、咖啡。

## ✦注意保暖

因為寒冷會讓血管瞬間收縮，造成血壓波動，所以要切記保暖。保暖的方法很多，如早上或半夜起床時添加衣物，沐浴時注意水溫等，此外應注意沐浴時間不要超過十分鐘。

## ✦預防便秘

便秘會使排便時過度用力，造成血壓短時間的上升，讓身體增加危險，所以應該盡量預防。預防便秘的方法有以下幾種：

1. 多吃蔬菜、水果及粗糙含纖維多的食物。
2. 多做腹部運動，例如深呼吸、抬腿、仰臥起坐等。
3. 養成每天按時排便的習慣。
4. 保持心情輕鬆愉快。

## ✦適當的運動

適當的運動可以加強冠狀動脈側支循環，以及全身血液循環，也可以幫助你控制體重及放鬆心情，因此對高血壓患者也是很需要的。

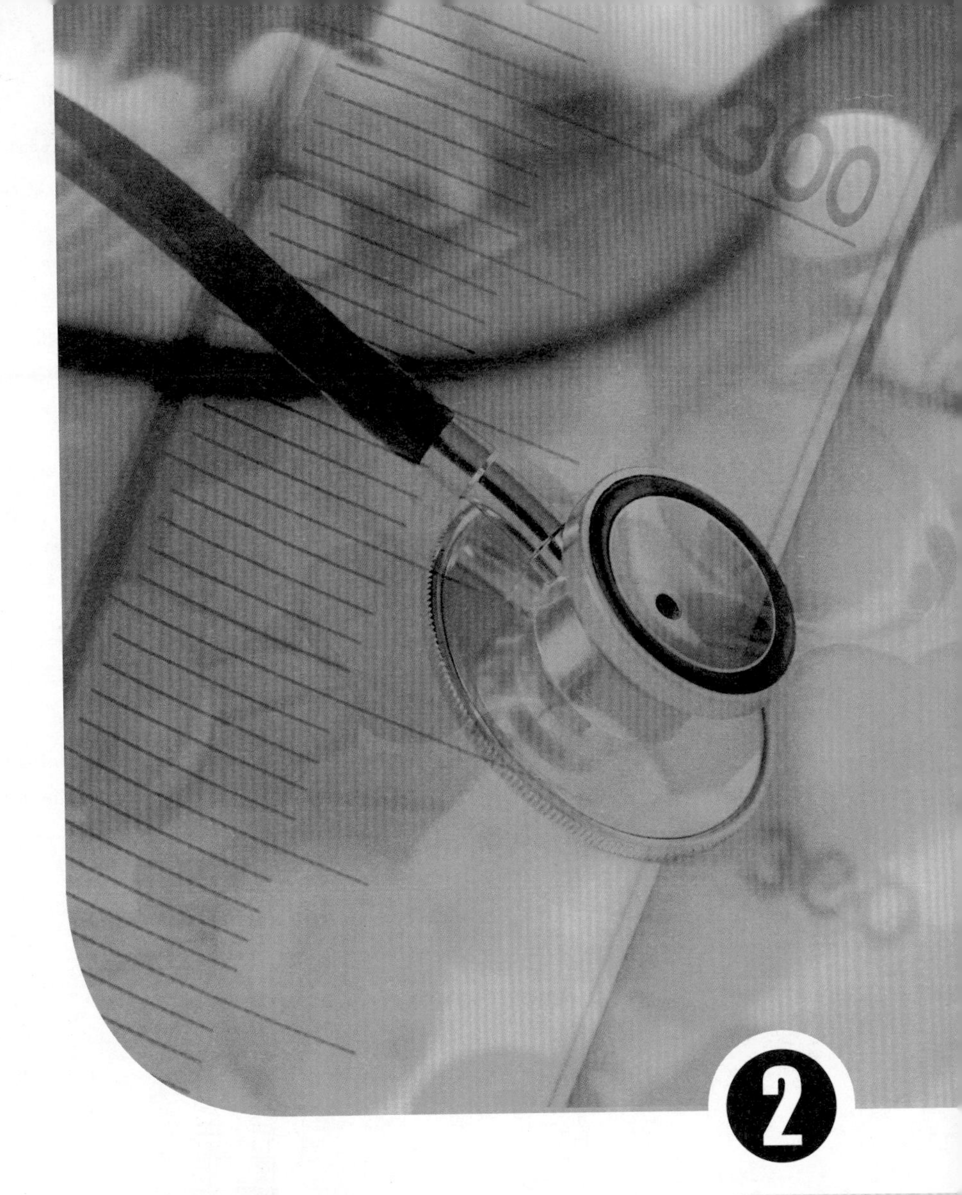

2

CHAPTER

# 進階篇

## ◆高血壓的危險群

高血壓是悄悄埋在生命中的隱形殺手，任何人都有可能罹患或者是逐步發生。但根據研究，某些人得到的機率又大於其他人，這些人我們便稱之為「高危險群」。而造成高血壓「高危險群」的可能因素如下：

### 家族史

所謂家族史，就是指某些家庭有高血壓遺傳的傾向。若是夫妻都有高血壓，他們子女發生高血壓的機率，大約為百分之五十。也就是說，你的爸媽有罹患高血壓，你有一半的可能會罹患高血壓。

## 年齡

一般而言，血壓是會隨著年紀的漸長而逐漸升高的，也就是年紀越大，血壓越高。一般來說，收縮壓在十五歲至三十歲之間時趨於平穩；但男性在四十歲，女性在三十五歲之後，血壓就會明顯上升。而且依數據顯示，六十四歲以上的老人，有很高的比例都罹患有高血壓。

### 高血壓小常識

＊衛生署調查發現，高血壓患者罹患腎臟病的機會，是非高血壓患者的兩倍。血壓也是導致尿毒症的主要原因，長期血壓太高會造成血管硬化，當然也會使得腎臟的微小血管網（腎絲球）因為缺氧而硬化，久而久之就失去功能而變成尿毒症。

雖然高血壓好發於中老年人身上，但千萬不能自恃年輕就掉以輕心，因為實際上任何年齡層都可能會發病。

## 性別

一般而言，在年輕的時候，男性的收縮壓和舒張壓皆高於女性，四十歲以後兩性的血壓逐漸接近，有些是女性較高，五十歲到五十五歲以後，兩者的差異更加減少。

另外，在五十歲以前，男性發生高血壓的機率較高，但五十歲以後，則是女性多於男性。

## 體重

體重過重的人，高血壓發生率要比體重正常者高出許多，而減輕體重時，血壓也會跟著降低。

## 鹽攝取

不同的人攝取鹽，產生高血壓的可能性並不一樣。某些人遺傳為抗高血壓者，即使鹽的攝取量較高，也不會產生高血壓。不過屬於對鹽敏感者，攝取較高的鹽，則容易使血壓升高。

## 壓力因素

經常在壓力下工作的年輕人，日後容易導致高血壓。因為國外研究人員發現，受試者在壓力測試中的血壓變化越大時，日後罹患高血壓的時間越早，顯然壓力和高血壓有密切關係。

## 其他

其他與高血壓有關的因素有：缺少運動、飲酒、糖尿病和抽菸等等。

# ◆高血壓的類別

以高血壓發生的原因來做判斷，分為原發性高血壓及續發性高血壓兩種，以下分別就這兩類高血壓做說明。

## 原發性高血壓

原發性高血壓的原因比較複雜難解，但大部分的學者都同意家族遺傳可能是它的重要因素。根據調查結果顯示：家族中的近親如果有高血壓患者，罹患原發性高血壓的機率，就會比家族中沒有高血壓患者的人高。

而形成原發性高血壓的因素，除了遺傳之外，還可能包括：攝取過多的食鹽、神經與內分泌的狀態、過度疲勞、成天擔心、神經緊張、心理壓力大等因素。

## 續發性高血壓

形成續發性高血壓的常見原因有四個，包括：慢性腎病、內分泌性高血壓、大動脈性高血壓和神經性高血壓等等，分述如下：

**高血壓小常識**

＊治療高血壓病人的目標，主要為降低心血管疾病發生率及死亡率。輕度高血壓者，如能改變生活形態、戒菸、減輕體重、限制鹽分攝取、增加有氧運動等，可降低血壓；至於中度或高度高血壓者，除改變生活形態外，必須使用抗高血壓藥物。

1. 慢性腎病：如慢性腎小球腎炎、慢性腎盂腎炎、妊娠中毒後遺症、腎血管性高血壓等。
2. 內分泌性高血壓：如腎上腺皮質性的高血壓。腎上腺皮質性的高血壓又可分為兩種：一種是患者異常肥胖，伴有糖尿病和高血壓的庫興氏綜合症；另一種是血液中的鉀含量減少，血壓升高的康氏綜合症。
3. 大動脈性高血壓：這類高血壓的病因，是部分大動脈變得狹窄，而引致狹窄部分上方血壓升高，下方的血壓降低所引起。
4. 神經性高血壓：所謂神經性高血壓，是指中樞神經異常引起血壓上升的疾病。

# ◆高血壓與膽固醇的關係

## 膽固醇是什麼

膽固醇主要由肝臟所製造，通常身體中需要有一定分量的膽固醇，才能維持身體正常的機能。所以，膽固醇也不能太低，要保持一個恰到好處的數值，身體才會健康。

膽固醇攝取過量是每個中年人都擔心的問題，尤其對高血壓的患者來說更是如此，恨不得完全敬而遠之，但是其實膽固醇並不全然是壞東西。

血中膽固醇可以分成三種，這三種分別為極低密度脂蛋白、低密度脂蛋白和高密度脂蛋白，前兩者稱為「壞的膽固醇」，後者稱為「好的膽固醇」，因此，除了注意總體膽固醇數值之外，也要注意讓壞膽固醇夠低，好膽固醇高，才能真正掌握健康。

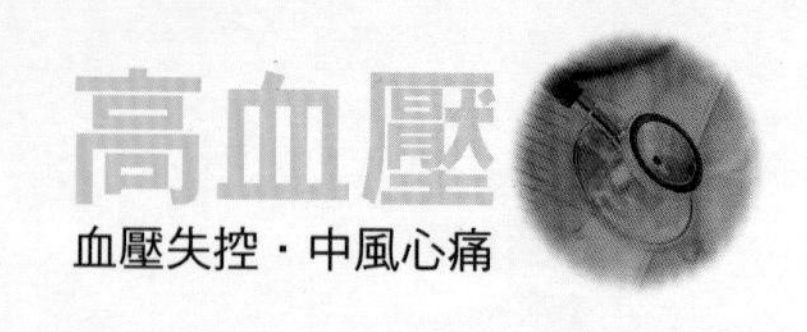

## 血膽固醇的正常標準值

雖然膽固醇對身體而言是必要的，但若是過高，就會對身體造成不良影響，膽固醇值的正常標準如下表：

從表中我們可以得知，當血液中膽固醇大於二百毫克／公合時，便有堆積在血管內、造成血管阻塞、硬化而引起高血壓心臟病的可能；若已超過二百四十毫克／公合，就屬於危險群，一定要趁早治療。

## 如何控制膽固醇

前面我們已經介紹過膽固醇的分類，相信你也了解想要讓身體健康，就要提高好的膽固醇，降低壞的膽固醇，所以這裡我們就開始來看看如何達成這樣的目標。

▶ **膽固醇值比較表**

| 理想的膽固醇數值 | 低於200毫克／公合 |
| --- | --- |
| 接近高數值的危險邊緣 | 200至239毫克／公合 |
| 高數值 | 大於240毫克／公合 |

要「提高好的膽固醇，降低壞的膽固醇」其實並不會太困難，但是必須持之以恆的去做。

首先，你要試著戒菸與運動，這不止對降低你的膽固醇有幫助，對你的血壓也非常健康。然後你應該開始調整飲食，減少食物中膽固醇的攝取，因為膽固醇除了由肝臟製造之外，從食物中攝取的比例也不容小覷。尤其是動物性食品，更是引起冠狀血管心臟病之主因。

**高血壓小常識**

* 高鹽、糖尿病、腎臟病，皆被認為與高血壓有關，血漿中過高的三酸甘油酯、尿酸，與較低的好膽固醇為年輕型高血壓相關的危險因子，高血壓的危險因子還包括，年齡大、過度肥胖、缺乏運動、吸菸等。

以下提供一些簡單的飲食調整法：

1. 盡量減少食用富含奶油成分的食品，例如奶油起士、冰淇淋、乳酪、全脂牛奶。
2. 當你要食用肉類時，請選擇瘦肉部分，雞肉也請去皮。
3. 所有動物的內臟器官肉（肝、腦）都應該減量，蛋黃一星期限三個。
4. 蝦類、貝類、甲殼類等，含有不等量的膽固醇，應謹慎注意。含低量油脂的海鮮類則可以偶爾食用。
5. 請把握「用油少，用好油」的原則，選擇優良的植物油，如玉米油、葵花油等，且每餐的量請勿超過一湯匙。椰子油、棕櫚油等植物油富含飽和脂肪，與豬油等動物油類都應該同時避免。
6. 花生、瓜子和油炸食品請戒口。糕餅、西點類食品請少吃，並且以開水來代替汽水、可樂等甜飲料。

7. 咖啡及酒精應該要減量，最好可以漸進到完全戒除。
8. 多食用蔬菜類、菇菌類等富含纖維之食物，對降低膽固醇很有幫助，但含甜分較高之水果則應避免過量。

除了生活習慣與飲食外，也有一些藥物能夠幫忙降低血膽固醇。但是藥物多多少少會有些副作用，所以用非藥物的方式降低膽固醇才是最好的方法。

## 什麼食物的膽固醇含量比較高

下頁表格為行政院衛生署所提供的食物膽固醇含量表，請依表選擇安全適當的食物。

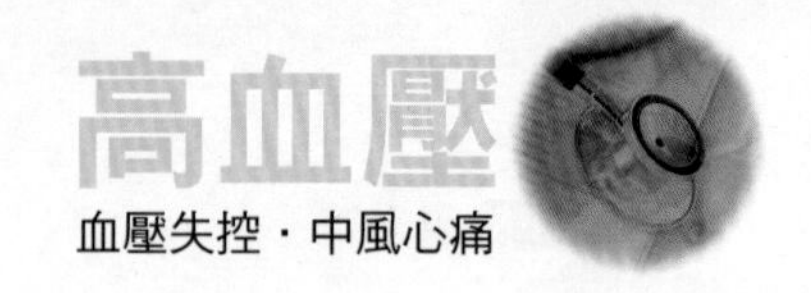


▶ **食物膽固醇含量表** （單位：毫克）

| 類別 | 食物 | 份量 | 含量 |
|---|---|---|---|
| 蛋類 | 雞蛋黃一個 | | 266 |
| | 雞蛋白一個 | | 0 |
| | 鴨蛋一個 | | 619 |
| 肉類 | 豬腦 | （100 克或 2 兩半） | 2530 |
| | 豬腰，肝 | （100 克或 2 兩半） | 365-480 |
| | 瘦肉（豬，牛，羊） | （100 克或 2 兩半） | 65-77 |
| | 肥肉（豬，牛，羊） | （100 克或 2 兩半） | 99-138 |
| | 排骨 | （100 克或 2 兩半） | 105 |
| | 臘腸 | （100 克或 2 兩半） | 150 |
| | 火腿 | （100 克或 2 兩半） | 62 |
| | 雞胸肉 | （100 克或 2 兩半） | 39 |
| 油類 | 豬油 | （100 克或 2 兩半） | 56 |
| | 植物油（如花生油，玉米油） | （100 克或 2 兩半） | 0 |
| 海產類 | 鮮魷魚 | （100 克或 2 兩半） | 231 |
| | 龍蝦 | （100 克或 2 兩半） | 85 |
| | 蟹肉 | （100 克或 2 兩半） | 100 |
| | 蝦 | （100 克或 2 兩半） | 154 |
| | 罐頭鮑魚 | （100 克或 2 兩半） | 103-170 |
| | 黃魚 | （100 克或 2 兩半） | 79 |
| | 海蜇 | （100 克或 2 兩半） | 16 |
| | 海參 | （100 克或 2 兩半） | 0 |
| 奶類及乳類 | 奶油 | （100 克） | 140 |
| | 起司 | （100 克） | 100 |
| | 牛油 | （100 克） | 260 |
| | 牛奶 | （100 克） | 13 |
| 其他 | 蔬菜 | （100 克或 2 兩半） | 0 |
| | 瓜果類 | （100 克或 2 兩半） | 0 |
| | 五穀類 | （100 克或 2 兩半） | 0 |

＊ 除了表中的食物以外，冰淇淋、椰油或牛油製成的麵包或餅乾；五花肉、香腸、鵝、鴨、動物內臟；炸薯條、薯片、魚卵、蟹黃，都不宜多吃。

## 在外面吃館子時怎麼減少膽固醇

現代人難免有需要外食的時候，若你需要外食，請盡量選擇會供應自然健康食物的餐館吃飯，然後點用魚、麵等低膽固醇食物代替高膽固醇的排餐。若是可以請廚房更換較適合的食物做法或配料，當然就更好了。

### 高血壓小常識

＊高血壓與遺傳有關，因為不論從雙胞胎的研究，或在同一家族成員中，父母及子女、兄弟姊妹間血壓相關之血壓值類似性，比只有婚姻關係而無血統關係的夫妻間血壓值類似性來得大，因此可推定血壓有遺傳性。

# 高血壓與腎臟的關係

## 認識腎臟

我們每個人的體內都有兩顆腎臟，腎臟的大小和成年人的拳頭差不多，它們位於腹腔內緊靠背肌的下方，而且在每一顆腎臟內都有數以萬計的專職細胞，我們稱為腎元。每個腎元都是一個功能超強的過濾器，數量龐大的腎元一起工作，就構成了一個處理能力極大的過濾系統，這個過濾系統每天可以處理大約五十加侖的體液。

腎臟在處理體液的同時，也會調整體液的多少，以及控制體內鈉、鉀、鈣和鎂的含量，這也就是腎臟可以影響血壓的原因。

## 腎臟開始工作

腎臟要如何工作呢？當血液流過腎臟時，其中大部分的液體從血液中被分離出來，然後腎臟就會從這些液體中過濾出廢物，再將其餘的物質歸還給血液，而這些體內的廢物就會形成尿液。

平時腎臟會從血液中分離出大量的鈉和水，然後腎單位會調節出適當的數量放回血液中，多餘的則予以排除，維持體內的均衡。但如果體內的鈉和水過量，腎臟就無法將它們排出體外，這個時候血壓就會升高，以便把鈉「壓出」去。這個過程和淨水器的原理非常相似，我們稱之為反滲透。當然，如果不存在鈉的再吸收，這個問題就不會發生了。

## 鈉可以再吸收

鈉可以透過腎臟再吸收，當人體缺鈉時，就能透過腎臟將少量的鈉留下來，讓身體再利用。

鹽，也就是氯化鈉，在過去非常稀少的年代，人們把鹽當成交換的媒介——錢來使用。甚至一直到羅馬帝國時代，士兵的薪水還是用一定量的鹽來支付。

你知道嗎？英文中的「薪水」這個名詞，是從「一定量的鹽」這個詞組發展而來的。當人類還在非洲草原上過著遊牧生活時，鈉和氯的唯一來源就是人們所吃的食物。由於植物性的食物中，鉀的含量遠遠超過鈉的含量，而且氯的含量更少，因此人體就在腎臟內發展了一套複雜的鈉再吸收系統。

直到一千年前，鹽才比較容易被取得；而且一直到四百年前，鹽才變得比較便宜。隨著時間的變化，人類本身雖然沒有多少改變，但是鹽已經從稀少的難以取得，變成唾手可得的狀況。

## 鈉和鉀要怎麼吃才不會傷身體

鈉會隨著年紀的增長，越來越難以排出，所以要讓身體健康，就應該讓飲食結構以天然食物為主，並使鉀、鈉比例保持三比一以上，這樣血壓才比較不容易隨著年齡增加而升高。

**高血壓小常識**

*高血壓可分為兩種，一種是原發性高血壓，另一種是續發性高血壓；原發性高血壓病人約佔百分之九十五，且沒有明顯的原因，續發性高血壓病人約佔百分之五，多數原因為慢性腎臟病、腎血管病變、內分泌疾病及主動脈狹窄等。

## 激素也會影響腎臟

人體就像一個偉大的化學工廠，激素在一個平衡的狀態下作用，但如果這些激素不能正常或是同步工作，就會破壞身體的和諧狀態。如果這個情形發生在腎臟，就可能會引起鈉的再吸收發生異常，而導致血壓問題。

### ✦腎素——血管收縮素——醛固酮系統

這是一個比較複雜的系統，但是它與血液中的鈉調節有很大

▶腎素——血管緊張素——醛固酮系統示意圖

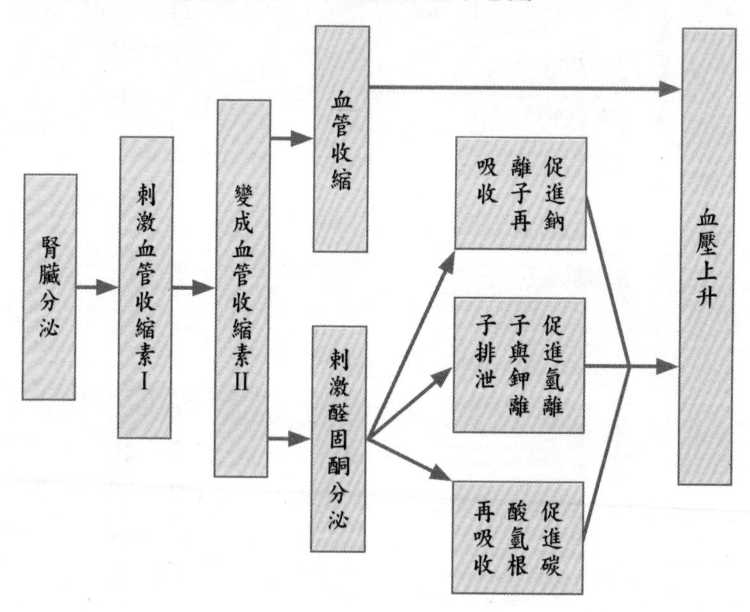

的關係，所以讓我們在這裡好好認識一下。

要了解這個系統，首先我們先來談腎素（renin），腎素是荷爾蒙的一種，有許多原因會導致腎素的分泌，如交感神經興奮等。腎素分泌之後，會作用到血液中非活性狀態的血管收縮素I，使它們轉變為活性狀態的血管收縮素II，血管收縮素II會使血管收縮，使血壓上升，更重要的是它會促進醛固酮（aldosterone）的分泌。

醛固酮是腎上腺皮質分泌的荷爾蒙，它能夠：

1. 作用在腎小管，促進鈉離子再吸收。
2. 促進氫離子與鉀離子排泄到尿中。
3. 促進碳酸氫根再吸收。

簡單的說，醛固酮會使血液鉀離子濃度減少，同時也會增加血管內容體積與細胞外液體積，所以亦會升高血壓。

## 腎臟好壞關鍵在你

看了上面的敘述，你是不是正在驚嘆腎臟的功能真是難以置信？腎臟像是最精密的儀器一樣照顧著身體，但它也是很需要呵護的器官，一不小就可能發生問題，甚至引起程度不同的高血壓。但我們也不需要太過擔心，因為除了某種疾病所引起的傷害外，腎臟的功能一般是可以透過調整飲食來控制的。所以我們也可以說：腎臟疾病是可以預防的。

腎臟引起的高血壓大都和氯化鈉過量有關，但食物中含有的天然鈉鹽和鉀鹽並不會引起氯過量，而氯化鈉過量可以透過調整飲食習慣來控制。所以，要抑制鹽分來減輕腎臟的負荷其實是能夠辦到的，只看你是否有足夠的毅力。

## 其他與高血壓有關的腎臟疾病

我們前面一再提到氯化鈉對腎臟的影響，所以高血壓患者應該吃得更清淡。但除了鹽以外，某些腎臟疾病也可能立即升高血壓，這些疾病所引發的高血壓是屬於「續發性」。也就是能夠確切的知道高血壓的原因，只要去除原因（治療疾病），血壓也會跟著降下來，引發高血壓常見的腎病包括：

1. 腎實質性疾病，如急性腎衰竭或其他腎臟病。
2. 腎血管疾病。
3. 內分泌疾病，如庫興氏症候群。

高血壓小常識

* 部分人在醫療院所中所測量的血壓高於正常人的血壓，但在家中自行測量時，其血壓卻是正常，稱之為「白袍高血壓」。白袍高血壓的受檢者較非白袍高血壓的受檢者，其血壓值已經偏高，往後罹患高血壓的風險率也上升，所以白袍高血壓受檢者應隨時注意血壓的變化。

4. 某些腫瘤，如原發性醛固酮症、嗜鉻細胞瘤。

高血壓與心臟血管疾病的關係，過去一直常被強調，所以一般民眾若有高血壓的困擾，往往尋找心臟科醫師的幫助，卻可能因而忽略潛在的腎臟相關疾病。因此，高血壓患者如果符合下列所述情況，都應該懷疑是否有續發性高血壓的存在，進而評估腎實質性疾病和腎血管狹窄存在的可能性，這些情況包括：

1. 高血壓發生時年紀太小（少於二十歲）、或太老（大於五十歲）。
2. 突然出現高血壓。
3. 原先的高血壓突然惡化。
4. 對藥物治療效果不佳或嚴重的高血壓性視網膜病變（出血或視乳突水腫）。
5. 腹部血管雜音（腎血管狹窄引起）。
6. 沒有高血壓的家族史（原發性高血壓患者常有）。

## 小心腎臟與血壓的惡性循環

腎臟相關的疾病會引起高血壓，同時高血壓也會導致腎臟的損傷，或者加速既有的傷害，使腎功能更快惡化。所以腎臟病跟高血壓在診斷和治療兩方面，都必須考慮到「另一半」的存在，以免惡性循環不停的在你體內蔓延，造成無可彌補的後果。

## 從日常生活中開始做起

看了腎臟和高血壓的關係之後，你可以從現在就開始做起了，把握以下的原則，你一定能夠更健康。

1. **多吃天然食物，少吃加工食品：**加工食品內所含的鹽，有的是作為防腐劑使用，有的是為了使食品的味道濃一些，還有的也許只是加工的技術上所需要。無論是哪種原因，食用太多對健康都不會有幫助，所以能少吃就少吃。

2. 開始注意食品的成分表：當你要購買食物時，請先檢查這個食品的營養成分標示，盡量不去食用成分表上有含鹽的任何食品。

3. 改善你的烹調方式：烹調或進食的時候，不要一層又一層地往食物上加調味料。烹調的時候盡量用烤的、煮的、烘的和燉的方法，而且不要往食物上加鹽，這樣改變你的飲食習慣，一定會有效果的。

一開始你可能會覺得，這樣的飲食習慣實在是淡而無味，但是久了之後，你的味覺會變得敏感起來。你會開始嘗出以前不知道的種種味道，甚至發現一個全新的味覺世界，同時也可以體會到一個健康的美麗新生活。

# ◆高血壓與鈣、鎂的關係

## 鈣的重要性

鈣是維持人體健康所必須具備的礦物質，它能使骨質和牙齒保持堅硬，而且它也是肌肉運動、神經活動必需的礦物質。

當攝取的鈣不足時，身體的「血鈣平衡系統」就會增加副甲狀腺素分泌，使骨頭裡的鈣溶解，以維持血鈣的正常濃度。根據研究，如果副甲狀腺素長時間處於缺鈣的刺激，會進入亢進狀

**高血壓小常識**

＊高血壓藥物的治療是長期的，同時包括了非藥物與藥物的治療。藥物的治療必須天天服用，不可自行停藥，而非藥物的治療，包括生活作息規律化，飲食要低鹽、低油、低熱量，多運動等。

態，使得副甲狀腺素持續的過量分泌，造成骨鈣減少，血液和血管、腦等軟組織的鈣含量增加的反常現象。這種情況可能會引發鈣沈積在血管壁上，使血管失去彈性，導致血壓上升。

由上面兩點我們可以得知，鈣對於血壓有著相當重要的關係，所以如果你想要良好的控制血壓，就一定要攝取足夠的鈣。

## 鈣要攝取多少才足夠

人體每天需要的鈣質含量取決於年齡、性別、體格、健康狀況及運動量。根據行政院衛生署所公布的國人營養素攝取參考量（Dietary Reference Intakes, DRIs）所建議，每個成年人每日所攝取的鈣量應該為一千毫克，但不要超過二千五百毫克，否則有可能造成傷害。

## 鈣的攝取方式

一般來說，牛奶和奶製品食物是鈣的主要來源，但是由於許多奶製品並不適於高血壓病患，所以除了奶製品之外的選擇，就是深綠色的蔬菜，像是菠菜、花椰菜等等。但是要從綠色蔬菜中獲取足夠的鈣質，必須每天吃八顆花椰菜或是二十五盎司的菠菜。但是人又不是草食性動物，每天很難吃到這麼多的蔬菜，因此服用鈣片也許是個不錯的辦法，但要注意以下幾點：

1. 一次服用不要超過五百到六百毫克，每日不要超過一千五百毫克。
2. 服用鈣片時同時服用維他命D，或喝少量牛奶，可以幫助鈣質吸收。
3. 服用鈣片有時會引起脹氣或便秘，可在服用前多喝水。
4. 服用其他藥物的兩小時內不要服用鈣片。

## 鎂的重要性

鎂是人體中許多機能正常運作所必備的另一種礦物質，例如肌肉收縮和新陳代謝等，都必須要有鎂的幫助，才能達成任務。此外，鎂的足量攝取更有助於防止血壓上升。因此，營養學家將鎂和鈣都列為重要的大量元素。

鎂可以維持血壓的原理和鈣一樣，避免鈉的失衡。除此之外，鎂影響血壓還有另外一個原因，就是鎂如果攝取不足，會刺激腎素的增加，造成血壓的上升。

## 鎂要攝取多少才足夠

依據行政院衛生署的公布，鎂的攝取量成年男子一天應該有三百六十毫克，而女人則需三百一十五毫克，但不應該超過七百毫克，否則有中毒的危險。

## 鎂的攝取方式

天然新鮮的食物多少都含有一些鎂，尤其是綠色蔬菜、全穀類、豆類、堅果類、乳品及海鮮含量最豐富，若是加工過的白米及白麵粉則會大量流失。但若你是高血壓病患，除了注意食物中的鎂元素外，食物的油脂含量也不能忘記，所以攝取綠色蔬菜、全穀類，當然優於海鮮。

### 高血壓小常識

* 高血壓分為原發性高血壓及續發性高血壓。原發性高血壓患者約有九成五以上，導致高血壓的原因未明，可能與遺傳或生活形態有關，例如鹽分攝取過多、肥胖等。續發性高血壓約佔百分之一到百分之五，導致高血壓的原因為生理變化或疾病引發。

## ◆酒對高血壓的影響

一九六七年美國洛杉磯著名的心臟研究協會，發現了喝酒與高血壓之間的關係，證實酒喝得越多，血壓越高。而且一次又一次的研究結果表示，這個結論是非常正確的。不過千萬別誤會，並不是所有的酒都會引起高血壓，像是晚上喝一杯餐前酒或是雞尾酒，那並沒有關係，只有長期喝酒才有引起高血壓的可能。

因為飲酒而引起的高血壓唯一的治療方法就是戒酒。而且酒除了會引起高血壓之外，對身體也有許多不利的影響，飲酒過量最後的結果，總是難逃各種疾病引發的壽命減短，還有生活中遇到的種種不便。但要一個長年飲酒的人突然滴酒不沾，其實是非常困難的，而且還有可能讓血壓短暫升高，所以可以採取漸進的方式，讓酒癮慢慢消失。

## ◆高血壓的併發症

### 腦中風

腦中風在台灣地區的十大死亡原因中總是名列前茅，由於腦中風除了可能致死外，也常會導致許多後遺症，因此如何預防腦中風的發生，就變得相當重要了。

#### ✦腦中風的病因

所謂腦中風，是指腦血管內部產生局部性的阻塞或出血，使腦部組織受到壓迫，發生血腫或缺血，進而導致神經症狀，使患者產生意識障礙、四肢麻痺或是其他神經系統缺損。

#### ✦腦中風的臨床症狀

腦中風常見的臨床症狀為半身不遂、言語不清、吞嚥困難、大小便失禁、不自覺地流口水，甚至會出現感覺異常、意識不清或呈現昏迷狀態。

## ✦腦中風的分類

腦中風可分為許多種類，以下將逐一說明。

### 一 阻塞型中風

#### 1. 腦栓塞

腦栓塞，主要是指在腦部以外形成的血栓，運行到腦血管後，才導致堵塞的狀態。也因為腦栓塞是血栓從大動脈運行到腦部後才堵塞住的，所以它的症狀會很突然的出現，而且腦部組織被破壞的範圍也較廣泛，對於患者而言，會產生較嚴重的情況。

腦栓塞的栓子大都來自生病的心臟，尤其以風濕性心臟病伴二尖瓣狹窄為最多，心房心律不整疾病也是原因之一。因為是心臟所引起，因此必須根治心臟病，否則腦栓塞容易復發，所以腦中風患者均必須接受心電圖測試。

如果阻塞著腦部的血栓突然再次溶化，原來梗塞的部位可能會發生血管破裂，造成難以復元的傷害。

針對腦栓塞的預防，可使用抗凝血劑療法，但此劑對嚴重高血壓病人並不合適，因為它反而會增加腦出血的機率。

2. 腦血栓

當顱內的腦動脈管壁發生病變時，管腔會變窄、粗糙，使得血小板等血液中的成分凝聚或附著於管壁，形成血栓，逐漸堵塞血路，使血管供應區的腦組織因為缺

高血壓小常識

＊原發性高血壓大都是有高血壓遺傳傾向的人，通常是到了中年後才發生，所以初期大都是沒有症狀的，通常是動脈壓上升後，引起病學上的併發症時才出現，許多高血壓的患者都是在團體健診或是其他疾病就醫時，在偶然的機會下才得知。

血而壞死，這種情形我們就稱為腦血栓。患者發病前會有頭痛、頭昏、短暫性記憶障礙、肢體麻木等現象。

此病多在靜止狀態時發生（如睡夢中或剛睡醒時），這是因為休息時腦部的血流緩慢、血壓降低、血液黏度增加，容易形成血栓導致。患者發病之後，通常有口角歪斜、四肢無力、半身不遂或尿失禁等現象，多數人意識始終清楚，經治療之後，多半會恢後基本狀況而存留後遺症，只要早日進行肢體活動和物理治療，甚至可恢復正常，而腦血栓的死亡率也不到百分之十。

3. 小洞梗塞

小洞梗塞可說是「隱形的腦中風」，所產生的腦梗塞是不知不覺中發生的，一般是長期高血壓造成，會產生單純知覺性中風、拙語笨手症狀，患者發病時意識清楚，沒有頭痛、嘔吐等現象。病人的預後情況多半不錯，通常數日到數週就可恢復。

## 二 出血型中風

### 1. 腦出血（腦溢血、腦充血）

腦出血顧名思義是指腦內血管破裂而引起的大量出血，死亡率很高，大部分是高血壓所引起，所以又稱「高血壓性腦出血」。少部分則因腦部外傷所致，和腦動脈硬化也有相當關係。出血部位大都於運動中樞，因此會影響運動神經。

腦出血的患者以五十歲以上的高血壓男性病患較多，多在白天日常活動時發病，尤其情緒激動、用力過猛、過於疲勞、洗熱水澡、使勁排便或是飲酒作樂時，危險性更高。發作時通常會有劇烈頭痛、頭暈、昏迷、嘔吐、失語、失明、大小便失禁等現象，突發時會在幾分鐘或幾小時之內，急速惡化。

如果是老年病患，因其腦組織已有不同程度萎縮、腦神經細胞代謝能力較差，所以和中年人相比，其神經系統缺失症、意識障礙等，會比較嚴重，甚至變成植物人。通常腦出血和其他中風患者不同的地方，就是發病時眼底神經前端突起的部位會產生浮腫、出血現象。

此種中風和高血壓有相當的關係，而且死亡率高達九成以上，所以高血壓患者，平常一定要注意醫師指示，將血壓控制在良好範圍。

### 2. 蜘蛛網膜下出血

腦是一個柔軟的組織，其上覆蓋著三層腦膜，這三層腦膜由外到內分別為硬腦膜、蜘蛛網膜和軟腦膜。蜘蛛網膜下出血主要就是腦表面的血管破裂，使蜘蛛網膜下腔發生出血。

蜘蛛網膜下出血大都在突然用力或情緒激動時發生，最主要的症狀就是突發性的後枕部劇烈頭痛，可痛到就像是頭快要裂開的程度，並且伴隨噴射性嘔吐、煩躁不安、精神亢奮、幻覺、複視、眩暈、噁心、頸強、昏迷症狀。

本病大都和先天性腦動脈瘤破裂有關，其次是腦血管畸形、動脈硬化和高血壓。患者多有慢性頭痛史，任何年齡均會發病，以青壯年居多，而老年人則以腦動脈硬化和高血壓為病因。所以如果老年人發現自己突然血壓升高，意識發生障礙，即使沒有頭痛現象，也要盡速就醫，臥床休息一個月。

如果出血的部位僅限於蜘蛛網膜下腔時，手腳癱瘓情形不多，只要接受手術，大都可恢復健康。另外，手術的目的可防止一週內再度出血，尤其有腦動脈畸形症狀的患者，如果不施行手術摘除畸形部分的話，再發作的可能性很高。

### 3. 其他

除了以上的分類外，仍有許多中風患者是屬於無法分類的腦梗塞；也有些患者會因為發病情形及病史不明而驟然逝世，這些病人也無法分類。

**高血壓小常識**

＊高血壓的頭痛通常只是頭部緊的感覺，頭緊是高血壓病人常見的症狀，典型的頭痛則是在後頭部產生麻木感，但六十歲以上，就與腦動脈硬化所致的腦循環障礙有關，這種頭重感通常在早晨醒來時發生，會一直持續到上午，到了下午才會慢慢消失。

## ✦高血壓與腦中風的相互關係

高血壓是腦中風發生最危險的因素之一。若是高血壓沒有適當的治療，血管常因為受不了持續上升的血壓，而造成腦血管破裂。或因為長期的高壓力使動脈硬化、血管內壁變厚、血液循環不順暢，而產生血栓，造成腦梗塞的發生。據統計，高血壓患者腦梗塞的比例，比無高血壓患者多出三至四倍，實在不可不防範。

## ✦腦中風注意事項

無論在什麼場合，如果突然有人腦中風發作失去意識，一旁的親友多少都會有些不知所措。此時請先冷靜下來評估，如果患者本身有意識，而且能夠說話，則不必過度緊張，應立即就地坐下或是平躺，招呼旁人趕緊協助就醫。若是病人意識不清，則家屬親友應先檢查患者的脈搏和呼吸情況，如果手腕量不出脈搏，可試試頸動脈，測量呼吸的方法則是把耳朵貼近患者鼻子，了解其呼吸是否順暢。

中風主要的急救可分為四個步驟：

1. 冷靜使患者側臥，頭部不可墊高

中風病人的情況大都為之突然，如果旁人因慌張而使勁搖晃甚至拍打其頭部、身體，就可能會使腦溢血者受到震動，造成新的出血加重病情，所以冷靜是很重要的。

另外，請注意患者脖子的氣管要保持筆直，以便讓呼吸順暢，也可使用較低枕頭使頭側偏，手腳麻痺的那一面向上，這樣可以預防嘔吐物進入氣管。必要時，可用手指包纏紗布挖出嘔吐物，或用塑膠管吸出，以免嘔吐物返流堵塞呼吸道。如

高血壓小常識

＊肥胖、喝酒過量、抽菸、紅血球過多症，都是高血壓的危險因子，遠離這些因子有助於降低血壓。攝取過量鹽分，血壓就會上升，因此，減少鹽分的使用，對於高血壓有很大的幫助。

果患者的意識已經喪失，無論是否有嘔吐，都要使其頭偏向一側，以免舌頭落在喉嚨，成為舌板朝下的狀態，造成呼吸困難。

2.解開患者上衣釦子、領帶、腰帶

解開患者身上的束縛，可以讓病人心情比較放鬆，呼吸也能更順暢。如果患者穿的是套頭衣服，則可用剪刀剪開胸前衣物，來達到相同效果。此外病人意識不很清楚前，不要灌服飲品，以免引起嗆咳，同時也不要亂服降壓藥。

3.使患者心情平靜

有些親友過於緊張激動，會在患者旁大聲喊叫或呼喚姓名，這些行為都會使患者心情受到影響，促使血壓上升。如果一直干擾，無法安靜，則患者可能會輾轉反側，活動太多，這兩種情形都會使腦出血加重。

腦中風患者發作時如果仍有意識，大都會非常慌張害怕，甚至因為過度恐慌而隨便移動或說話。尤其蜘蛛網膜下出血患者，雖有劇烈的頭痛，手腳卻不會麻痹，所以在到達醫院之前，一定要使其手足穩固，並給予口頭安慰鼓勵。

4. **趕快送醫**

最好請救護車送往最近的醫院治療。如果自行送醫，最好同時有三個人協助患者入車，第一人托頭、胸部，第二人托胸、臀部，第三人托抬下肢，並注意在車行途中要保持平穩。

## 心臟血管疾病

心臟血管疾病是高血壓引起之最大死亡原因，故預防心臟血管疾病，是治療上之首要目標。

### ✦高血壓常見的心血管併發症

#### 一 心臟衰竭

1. 什麼是心臟衰竭？

所謂心臟衰竭，就是心臟功能發生問題，最常見的是心臟無法輸出足夠的血液，供應身體各部分組織器官的需要。

**2. 心臟衰竭症狀**

心臟衰竭可能會有的症狀見下表。

**3. 心臟衰竭治療**

**❶ 飲食治療**

限制液體及鈉的攝取。食物中的鹽分不可過多，一天勿超過三至五公克。病人可以利用鹽的代替品加入食物中，以取代餐桌上的

**▶ 心臟衰竭症狀**

| 症狀名稱 | 症狀描述 |
|---|---|
| 呼吸困難 | 一開始是活動時，病人會感覺呼吸困難，隨著病情加重，呼吸困難的情況也越來越明顯，到最後甚至於躺在床上或休息時，也會感覺呼吸困難。 |
| 端坐呼吸 | 嚴重的心臟衰竭，病人平躺時會感到呼吸困難，須藉著坐起來或墊高枕頭，使得地吸引力幫助橫膈膜呼吸，才得以緩解。 |
| 陣發性夜間呼吸困難 | 病人會從睡夢中發喘驚醒，須藉著坐起來或走到窗邊呼吸新鮮空氣來緩解。 |
| 肺水腫 | 肺部可能出現鳴聲和水腫狀況。 |
| 咳嗽 | 大量的液體蓄積在肺分支內，刺激黏膜所致。 |
| 腦部缺氧 | 大腦功能受抑制，會出現不安、焦慮、記憶力受損、做噩夢和失眠、頭暈等症狀。 |
| 心跳紊亂 | 心臟跳動有雜音或跳動不規則，甚至出現心臟擴大的情形。 |
| 下肢水腫 | 開始出現在身體下端部分，典型是發生在下肢踝部。 |

鹽，使低鈉食物較為可口。但是許多鹽的代替品中含有鉀，因此使用時必須考慮腎臟的情況。特別注意的是，水分每天不可超過一千至一千五百西西，以免加重心臟負荷。

**❷ 氧氣治療**

如果病人有呼吸困難的情形，使用氧氣治療時，流量可在每分鐘二至三公升，以減輕病人症狀。

**❸ 藥物治療**

請見下頁表。

## 4. 心臟衰竭照護

當你或你的親友是心臟衰竭的病患時，請注意以下幾點：

**❶ 休息和活動**

輕度的心臟衰竭病人，可以照常工作，但是一定要多休息，勞力性工作應避免。嚴重心臟衰竭病人，則應該臥床，減少心臟的負擔。如果有呼吸困難，除了氧氣之外，可將床頭搖高，讓其端坐，或是利用床旁桌休息。

在心情上要保持愉快，不可過度勞累。在床上應該經常翻身，增加四肢的活動量，而且要做深呼

▶ 心臟衰竭藥物治療

| 藥物名稱 | 藥物作用 | 注意事項 |
|---|---|---|
| 利尿劑 | 利尿劑可以排泄體內過多的水分，減輕心臟的負擔。而且使用利尿劑，也能使身體內的電解質，如鉀、鈉等等，隨著水分排泄出體外。 | 由於會排出鉀，所以飲食上必須補充含鉀質的東西，如香蕉、柳丁、橘子等水果。 |
| 毛地黃（強心劑） | 毛地黃可以增加心臟收縮的強度，使心臟流出的血量增加。在合併有心房纖維顫動時，可使心臟跳動減慢，減少呼吸困難。 | 吃藥之前須先測量心跳次數，以便醫師做診斷。如果有出現如噁心、嘔吐、精神錯亂等副作用，或是心跳少於每分鐘六十次，應報告醫師。 |
| 血管擴張劑 | 擴張周邊血管，以減輕心臟的負擔。 | |
| 血管緊縮素轉化酶抑制劑 | 可以擴張周邊血管阻力，減少心臟的負擔，同時降低水分的囤積，延長病人的生命。 | |

吸，以使肺部擴張，減少肺炎發生。

❷ **飲食控制**

心臟衰竭患者應該把握少量多餐，降低膽固醇攝取，並且限制水分及鹽分攝取的原則。體重超重的病人，則應該減少三餐的飲食量，限制醣類、動物性的油脂之攝取量，減少體重以減輕心臟的負擔。另外，也要避免食用高鹽及醃製品，例如滷味、鹽、醬油、醬菜等食物。因為上述食物，會使水分在身體中蓄存。水、果汁、湯汁過分攝取，也易造成水分蓄留增加，

**高血壓小常識**

＊便秘也是造成血壓上升的因素之一，因為便秘時排便用力，會造成血壓上升，甚至有人因此中風。平日防止便秘最有效的方法，是保持心情輕鬆愉快，攝取足夠水分，多攝取富含鉀之蔬菜水果，並養成定時排便的習慣。

因此應該每日攝取量與排出量達到平均值最佳。

特別注意吃完飯後不可立刻工作，應讓心臟有三十至六十分鐘的休息時間。

❸ **限制訪客**

因為友人來訪，會減少休息的時間，有時候還會增加心情的激動，無形當中增加了心臟的負擔，所以應限制訪客人數及會面時間。

❹ **大小便的排泄**

大便時不可太用力，以免增加心臟的負擔，所以有便秘時，要告知你的醫護人員。高纖食品及服用適當的軟便劑都是順暢排便的好幫手。

❺ **戒菸及避免二手菸**

吸菸是造成冠狀動脈疾病的危險因素之一，因此應禁止吸菸，以免增加心臟的負擔。

**❻保持規律的生活**

早睡早起，且最好在上午及下午各安排一次短暫休息或睡眠。

**❼維持愉快的心情**

遠離興奮、緊張、生氣的情況，以免增加心臟負擔。

**❽避免不良的環境**

避免太冷太熱、溫差太大、空氣不好的環境，例如三溫暖、進出冷氣房等。

**高血壓小常識**

＊在外用餐時，可保持吃麵不喝湯、油炸物不蘸太多調味醬汁，控制濃厚調味食品的攝取量，都有助血壓下降。每日食鹽的攝入量應在五克以下或醬油十毫升以下，可在菜餚烹調好後再放入鹽或醬油，以達到調味的目的，也可以先炒好菜，再蘸鹽或醬油食用。

❾ 女性應盡量避免懷孕

以免增加心臟負荷，加重心臟衰竭症狀。

❿ 其他保健

隨時觀察有無復發症狀，如有呼吸急促、咳嗽、下腹腫脹、下肢水腫、無法採半坐臥休息時，應迅速就醫，出院後應該按時服藥及回診。

## 二 心絞痛

### 1. 什麼是心絞痛？

心絞痛是因冠狀動脈供血不足所引起的，發生時，會因為心臟肌肉急遽缺氧而導致的綜合症狀。典型的病徵為胸骨後發作性疼痛，同時會伴有心電圖急性缺血的改變。但亦有很多冠心病患者心絞痛的症狀非常輕微，僅表現為活動後胸悶憋氣或頭暈、乏力等症狀。如有任何人運動時會感覺胸口悶悶的，應該立即找醫師詳細檢查，以免延誤治療時機。

2. 心絞痛發作時該怎麼辦？

在心絞痛發生時，應立即停止任何活動，原地休息，並在舌下含化硝酸甘油或口腔噴射其氣霧劑，應該能立刻停止心絞痛。如果無效的話，可以用鼻吸入之亞硝酸異戊酯，但會引起頭脹、頭痛等副作用，並可能會造成血壓降低。

3. 心絞痛的治療

心絞痛的治療大致可以區分為藥物與手術兩種方式（見下頁表）。

4. 心絞痛的照護

在照護方面，有冠心病心絞痛的病人應把握以下幾個原則：

❶ 注意精神上和體力上的休息，避免勞累、緊張及情緒波動。
❷ 降低血液內的脂肪和膽固醇，肥胖者應該限制飲食，並且降低體重。
❸ 高血壓者必須要控制血壓於較低的水平。
❹ 戒除菸酒。

## ▶心絞痛藥物治療

| 藥物名稱 | 藥物介紹 |
| --- | --- |
| 硝酸酯製劑 | 如二硝酸異山梨醇、長效硝酸甘油製劑等。除服用之外，此類藥物亦有外用藥或貼在胸前或上臂，以防止睡中發作。 |
| 受體阻滯劑 | 可以減低心律和心臟的收縮力，並可降低血壓，從而緩解心絞痛的發作，減少運動時心肌的氧耗量。 |
| 鈣通道阻滯劑 | 本類藥物能抑制鈣離子進入細胞內，抑制心肌細胞的興奮作用，所以能抑制心肌收縮，減少心肌氧耗量，擴張冠狀動脈，解除冠狀動脈痙攣，擴張周圍血管，降低動脈壓，減輕心臟負荷等。 |

## ▶心絞痛手術治療

| 手術名稱 | 手術介紹 |
| --- | --- |
| 冠脈內腔內成形術（PTCA） | 適用於已在冠狀脈造影中，顯示一至二支主幹病變呈局限性狹窄者。其方法是透過導管將小氣球通入冠狀脈內，泵大氣球，以擴大狹窄的部分，擴大後可加入小金屬管以防止再狹窄的發生。 |
| 雷射技術 | 雷射技術可用於改善冠狀脈的血流量，或在心肌中製造小孔，而增加氧氣對心肌的供應。 |
| 繞道手術 | 繞道手術是在冠狀動脈狹窄的近端和遠端之間建立一條新通道，使血液繞過狹窄部位而到達遠端，就像過橋一樣。主要適用於嚴重和不穩定性心絞痛而其他方法治療無效者。 |

## 三 心肌梗塞

### 1. 什麼是心肌梗塞？

心肌梗塞是一種嚴重的心臟血管（冠狀動脈）堵塞，它會造成心臟肌肉的血流不足，進而造成心臟肌肉的壞死。常發生在休息或睡眠中，嚴重時可能會有心律不整、心因性休克、心臟衰竭、肺栓塞、心室乳頭肌破裂、心室動脈瘤、心肌梗塞後症候群、心臟瓣膜功能不全等問題，是極為嚴重的病症，病人可在短時間之內死亡。

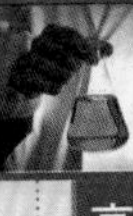

**高血壓小常識**

＊高血壓的早期症狀，通常不是非常明顯，只有輕微的身體不適。高血壓早期症狀可能有頭痛、頭昏、視力減弱、模糊、記憶力衰退、呼吸短促、失眠、耳鳴、重聽、腸胃消化不舒適、肩部僵硬、心跳、噁心等等。

2. 心肌梗塞發作症狀

❶疼痛：疼痛為心肌梗塞常見的症狀，像是突然的壓迫收縮性的疼痛，也可能為沉重感、燒灼感或難以形容之不舒適。疼痛有時會散布到一側的手臂、肩、頸部、下巴或背部，持續時間約十五至三十分鐘或更久，無法藉休息緩解。

❷虛弱感、出汗、噁心、嘔吐、頭暈及明顯的不安。

❸呼吸困難、失去意識、心律不整、血壓下降，甚至休克。

❹心肌梗塞發生後二十四至四十八小時可能出現發燒現象。

3. 心肌梗塞的治療

❶藥物：藥物治療可改善心臟功能，減少發作及減輕症狀，但不能讓壞死的組織還原。並且須依病情由醫生決定用藥種類，其藥物見左頁表所列。

❷手術及照護方式，請參閱心絞痛。

## 腎衰竭

就如同我們在「高血壓與腎臟的關係」中所提到的，腎臟對血壓的控制扮演重要角色，所以高血壓與腎病變之間的關係是相當密切的。血壓若控制不良，腎臟的動脈會逐漸硬化，這種情形一旦發生，就會使血流受阻，導致腎臟局部缺血或血管阻塞，造成腎衰竭。更麻煩的是腎衰竭後，腎血量的減少又會導致腎素分泌過盛，形成惡性循環。

### ✦什麼是腎衰竭？

簡單的說，當腎臟功能降低至正常功能

| 藥物名稱 | 藥物介紹 |
| --- | --- |
| 止痛劑 | 主要為緩解疼痛，降低不適感。 |
| 鎮靜劑 | 減輕焦慮不安，使病人身心得到休息。 |
| 血栓溶解劑 | 血栓溶解劑可將冠狀動脈內的血塊溶解，以使血管再暢通，供應心肌所需的氧氣與養分。但必須在發生心肌梗塞的六小時內，心肌未完全壞死，才能發揮療效。 |
| 抗凝血劑或血小板拮抗劑 | 防止合併症與心肌梗塞的復發。 |
| 血管擴張劑 | 擴張周邊血管，減輕心臟負荷，緩解疼痛。 |
| 抗心律不整藥物 | 預防心律不整的合併症。 |
| 鈣離子拮抗劑 | 擴張冠狀動脈，增加血流。 |
| 強心劑 | 增強心肌功能，直接作用於心肌，增加心收縮力。 |

的百分之三十以下時，稱為腎功能不全或衰竭。

腎衰竭可以分成急性腎衰竭和慢性腎衰竭，前者通常是因為某種突發的疾病或事故，使腎臟短時間內失去功能，通常只要適當的治療就可以恢復；而慢性腎衰竭則是指腎臟漸進性的損壞，病程可能長達數年，且腎功能通常是無法回復的。而高血壓所引起的腎衰竭，是屬於慢性腎衰竭。

## ✦腎衰竭的症狀

腎衰竭通常會有以下症狀：

1. **疲勞、倦怠：**腎病患者因為無法將體內之廢物排掉，所以會特別容易覺得疲倦。此外，他們亦會因為貧血，而導致更容易疲勞和氣喘。
2. **水分滯留：**面部和足部的水腫，往往是腎臟疾病的主要症狀，除了肢體水腫外，病患還有可能出現呼吸急促、肺積水、頭痛、心臟擴大等問題。

3. 尿毒素升高：尿毒素升高會引起嘔吐、噁心、口腔有異味、皮膚搔癢、胃腸出血和月經不規則等症狀。

4. 電解質不平衡：嚴重時可能引發酸中毒，危及性命。

5. 頭髮乾燥分叉、易斷裂，指甲變薄且凹凸不平。

需要特別注意的是，雖然慢性腎衰竭可能會有上列症狀，但這些症狀都要等到腎臟嚴重受損才會表現出來，就算立刻開始治療也只能減輕症狀，而無法使腎臟恢復健康。所以若你是高血壓患者，平時的檢查就要注意腎臟功能，以免後悔莫及。

## ✦腎衰竭的治療

當慢性腎衰竭發生時，患者可能必須接受長期的血液透析或腹膜透析，也可能需要換腎來維持身體的健康。醫療人員會依患者的身體狀況、年齡及工作需要，協助選擇適合的治療方式，下頁表是簡單的介紹這三種方法的優缺點。

### ▶ 腎衰竭的治療方式

| 治療方式 | 優點 | 缺點 |
|---|---|---|
| 血液透析 | 1. 可以有效及迅速的移除廢物及水分。<br>2. 由專業的醫護人員負責執行。<br>3. 家中不必準備任何透析用品。 | 1. 每週需要到透析中心接受治療三次。<br>2. 每次治療都須受扎針之苦。<br>3. 透析治療中及治療後，可能會有抽筋、頭暈、噁心等不適，且透析過後可能會有疲倦的感覺。<br>4. 飲食限制較為嚴格。<br>5. 貧血情形較嚴重。 |
| 連續可活動式腹膜透析（CAPD） | 1. 可在家自行執行透析治療，治療時間比較有彈性。<br>2. 飲食限制少。<br>3. 為連續性、溫和的透析方式，所以病患較少有不適的情況。<br>4. 透析時可自由活動、外出、旅遊。<br>5. 對心血管的影響較小。 | 1. 每天須自行執行四至五次換液。<br>2. 若換液技術不當容易造成感染。<br>3. 透析效果可能受到腹膜功能的影響。<br>4. 蛋白質等營養流失較多。<br>5. 可能增加體重、血中三酸甘油酯及脂質。 |
| 腎臟移植 | 1. 可有效改善身體健康狀況，也不用做透析。<br>2. 飲食限制少。<br>3. 生活品質較好。 | 1. 為了避免排斥，須長期服用藥物。<br>2. 抗排斥藥物有副作用。<br>3. 若發生排斥，便可能失去腎臟正常功能。 |

## ✦腎衰竭的居家照護

1. 對腎衰竭的患者來說，飲食的控制是非常專業而重要的，所以請諮詢你醫院的營養師，並確實執行。
2. 若有進行血液透析時，請每日檢查手臂上的瘻管是否暢通，同時治療的手臂也請勿給予任何刺激（如提重物、抽血等）。

**高血壓小常識**

* 四十歲以後應定期測量血壓，原則上每半年應測量一次，以便及早發現，及早治療。若已確定為高血壓患者，則每日應測量血壓，且應控制在一百四十／九十毫米汞柱以下。高血壓患者應定期接受健康檢查，遵守醫師指示接受治療，切勿隨便亂服藥物或隨便停止服藥。

3. 如果是進行腹膜透析，請注意操作的過程，並觀察透析液的顏色是否有混濁的情形。
4. 密切監測自己的血壓和體重。
5. 注意感染的徵兆，如發燒、傷口紅，腫、熱、痛等。
6. 按時服藥，生活規律，保持良好衛生。
7. 有嗜睡、血壓過高、呼吸困難、瘻管異常的情形時須立刻就醫治療。
8. 按時回診。

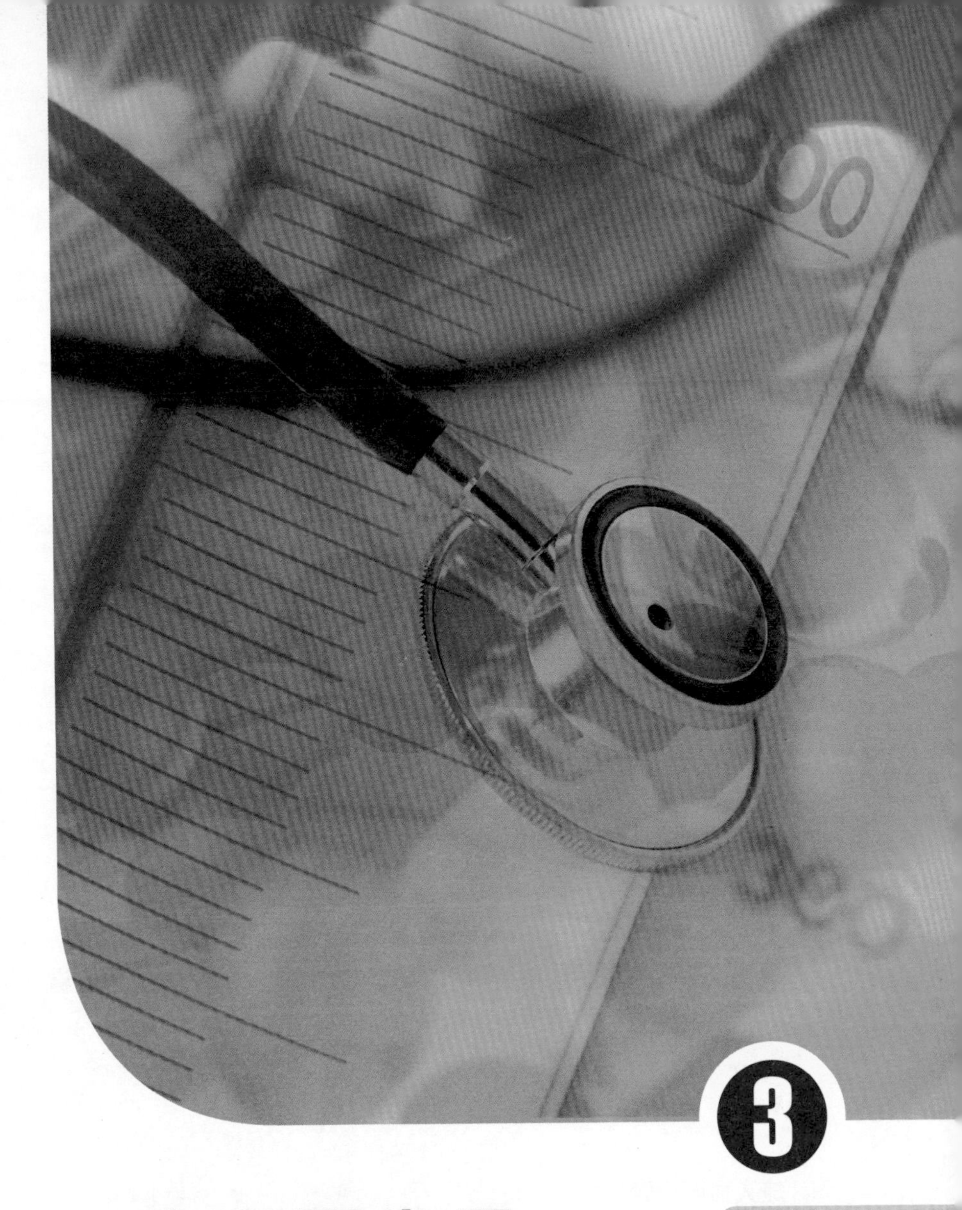

3

CHAPTER

# 高血壓常見
# 101個關鍵問題

## ◆必備常識

### Q1 什麼是高血壓？

高血壓是一種很普遍的疾病，常發生於四十歲以上的人。

一般而言，成人的血壓可分為四級，如下表。

### Q2 高血壓是很普遍的疾病嗎？

高血壓的發生率不低，尤其是年齡越大，發生率就越高。

若用一百四十／九十毫米汞柱為基準的話，成年人約有百分之三十三的人口超過標準，五十五歲以上則約百分之五十，六十五歲以上發生約率更高達百分之六十。

▶ **成人血壓分類**　　單位：毫米汞柱

| 分類 | 收縮壓 | 舒張壓 |
|---|---|---|
| 正常血壓 | <120 | <80 |
| 高血壓前期 | 120-139 | 80-89 |
| 第一期高血壓 | 140-159 | 90-99 |
| 第二期高血壓 | ≧160 | ≧100 |

## Q3 為什麼會有高血壓？

高血壓發生的原因，到目前為止，醫學上仍然沒有辦法很明確地了解，但是在臨床上可以發現一些與高血壓有關的因素。

簡單來說，高血壓可以分為兩大類（見下表）。

▶ 高血壓分類

| 分類 | 原因 | 發生年齡 | 治療方式 |
|---|---|---|---|
| 原發性高血壓（又稱本態性高血壓） | 找不出特定的原因，但是卻和生活形態有關，且有遺傳的可能性。 | 大都是中年以後 | 初期大都沒有明顯的症狀，通常是因為血壓長期升高以後，併發症才會伴隨著出現。這類高血壓在臨床上所佔的比率非常高，將近九成以上。另外，因為原發性高血壓是屬於慢性的疾病，因此必須長期使用藥物控制，或是以其他方式治療來控制血壓，這樣身體的其他器官才比較不會受傷害。 |
| 續發性高血壓 | 找得到引起高血壓的原因或疾病，如腎上腺腫瘤、腎動脈狹窄以及內分泌、腎臟疾病等。 | 罹患特殊疾病後 | 在高血壓中所佔的比率相當低，但只要找出引發高血壓的原因，把病因去除或用外科手術矯正，血壓就可以恢復正常。 |

## Q4 容易誘發高血壓的因素有哪些？

一般來說，造成高血壓的主要因素有三個：第一是遺傳，第二是食物中的鹽分攝取太多，第三則是肥胖所引起。另外，不良的生活形態也可能會引起高血壓，分述如下：

1. **遺傳：**高血壓的遺傳率約為百分之五十，即是血壓值有百分之五十是受遺傳所影響，另外百分之五十則是後天的習慣與環境的影響。根據統計，雙親之一罹患高血壓者，其子女約有百分之二十五會有高血壓，雙親均患高血壓者，其子女約百分之五十會患高血壓。

2. **食用鹽分過多：**根據統計顯示，食用鹽分較少者，發生高血壓的機率較低；而食用鹽分較多者，較容易罹患高血壓。因此，鹽分攝取量和高血壓兩者之間，有著非常密切的關係。

3. **肥胖：**根據調查報告顯示，有百分之六十的高血壓患者是體重超重的肥胖者；另外，肥胖者中也有百分之四十有高血壓。因此，肥胖雖然不是引發高血壓的必然因素，但肥胖跟高血壓絕對脫離不了關係。

4. **生活形態：**充滿壓力及緊張的生活形態，會導致交感神經的興奮，讓血壓居高不下。

**高血壓小常識**

＊高血壓患者應避免過度的疲勞，及精神緊張、生氣憂慮或過度興奮。高血壓患者應避免使用太冷、太熱的水洗澡或浸浴過久。高血壓的患者，每天鹽的攝取量以五公克以下為宜，或依醫師或營養師指示使用。

## Q5 高血壓初期的症狀有哪些？

一般來說，高血壓初期大都沒有特別明顯的症狀，通常要到血壓長期升高以後，併發症出現時才會知道。

若血壓是突然升高的，則有的人會有頭痛、頭脹、頭暈等現象，頭痛的部位常在兩顳側左右太陽穴的部位或後腦部，當人聲喧鬧、事情繁雜時頭疼明顯。頭脹、頭暈在下午會更加嚴重。

## Q6 如何判定高血壓？

要判定病人是否患有高血壓，必須非常慎重，因為高血壓病人可能需要長期控制飲食，或長期服用控制血壓的藥物，所以高血壓的診斷通常不會只依據單次測量的數值來判別。

一般而言，要診斷高血壓必須經過多次測量，若每次測量血壓都高於正常值，才能做判定，且每次測量血壓，都必須間隔最少十五分鐘以上，才較為準確。

另外，量血壓的時候，必須放鬆心情，在量血壓前的三十分鐘內，不要食用刺激性的食物，以及避免做激烈運動，免得影響血壓的數值，造成錯誤的假象。

**高血壓小常識**

＊肥胖者比體重正常者容易罹患高血壓，體重增加，血壓也相對增高。當體重超過理想體重一公斤時，身體就必須長出約兩公里長的血管來供給氧氣及養分，心臟的負擔就越大，無形之中血壓也就會增加，所以長期的體重控制是預防血壓升高的重要方法。

## Q7 量血壓應該選用哪一種血壓計？

檢查血壓時是用血壓計來測定血壓數值的，血壓計的種類有水銀柱型、無液氣壓型以及電子血壓計三種（見下表）。

## Q8 如何測量血壓？

1. 先測量受測者兩手的脈搏，若強度相同，則選擇測量右手臂，若兩手臂脈搏強度不同，則選擇較強的手臂測血壓。
2. 受測者採取坐姿，要測量的手臂平放於支撐點上，並與心臟同高。

▶ 血壓計的種類

| 類型 | 優點 | 缺點 |
|---|---|---|
| 水銀柱型 | 不受大氣壓力影響，數值穩定精準 | 操作不易，體積大，攜帶不方便 |
| 無液氣壓型 | 攜帶最方便 | 最容易產生誤差 |
| 電子血壓計 | 使用簡易，可記憶所量出的測量值，可同時測量脈搏數值 | 容易產生誤差 |

3. 找出橡皮袖套的中央點及肱動脈（肘窩動脈跳動處）的正確位置，將橡皮袖套的中央點置於肱動脈之上，壓脈帶下緣距肘窩約兩公分，然後將橡皮袖套包於上臂，緊度要適中，約以可伸入兩個指頭為原則。

4. 血壓計置於桌上，與手臂、心臟呈水平，打開水銀柱的開關。

5. 將聽診器置於肱動脈處。

6. 一手拿血壓計之打氣球，關上活塞，將空氣打入橡皮袖套中（速度不宜太快，約以每次上升十毫米汞柱為適當）。待脈搏消失後，再向上打約三十毫米汞柱。

7. 注意水銀柱度數，緩緩放氣（每秒約二至三毫米汞柱），當聽到第一聲脈搏聲時，即為收縮壓的數值；繼續放氣至聲音完全消失，此時的度數即為舒張壓。

8. 放鬆活塞，將充氣囊內的空氣完全放出。

9. 取下壓脈帶，關緊水銀開關。

10. 記錄所測得的血壓值：收縮壓／舒張壓毫米汞柱（mmHg），例如一百二十／八十毫米汞柱。

## Q9 量血壓的時候要注意什麼？

量血壓的時候，應該要注意的事項如下：

1. 室溫應該適中，避免過冷或過熱導致血壓的改變。
2. 測量部位的上臂不要有衣服的拘束，手臂放鬆微曲，圍繞上臂的袖套要注意鬆緊。
3. 量血壓應該第一次就量好，如果需要反覆測量時，要休息十五分鐘之後，再做第二次測量，才會較準確。
4. 測血壓前三十分鐘內勿運動、飲食、抽菸、憋尿，同時避免焦慮、情緒不安（可先靜坐五分鐘以後再測量）。

## 10 血壓有時量時是正常，但有時卻比較高，那算高血壓嗎？

其實血壓很容易受到各種環境因素的影響而上升，即使在同一個環境下，血壓也會隨著季節或一天內不同的時間溫度，而有所變動。因此，血壓並不是時時固定不變的，所以不用因為血壓稍微有點變動就緊張起來，以為罹患高血壓。

### 高血壓小常識

* 有飲酒習慣的高血壓患者，宜以逐漸減少飲酒量的方式戒酒，不要突然完全停掉不喝，以免造成血壓短暫性的升高。若喝含酒精的飲料，建議每天的酒精量不可超過三十毫升，相當於兩小杯的烈酒（高粱酒等），或兩中杯的紹興酒及米酒，或兩罐易開罐的啤酒。

## 時間因素

每個人的血壓在一天之間，都會因為生理狀況不同而有所改變，尤其是高血壓患者的血壓變動比一般人更大。通常在工作時血壓高，睡覺時血壓較低，下午的血壓會比上午高。興奮、緊張、生氣、害怕、激動、焦慮等各種情緒波動，都會讓血壓起伏。另外，運動時、性交中或飲酒後，血壓也會上升。

## 環境因素

1. 在溫度方面，一般來說溫度高血壓容易下降，溫度低則血壓容易上升。但還是建議高血壓患者應處於舒適的溫度，避免突然過冷或過熱。
2. 以季節來說，冬天因為天氣寒冷，會促進血管收縮，所以血壓會升高；相反地，夏天天氣熱溫度高，血管較為擴張，所以血壓會較低些。

所以，血壓有時標準、有時高於正常的情況，可能是屬於邊緣高血壓，其日常生活應注意預防併發症的產生。

## Q11 高血壓可以預防嗎？

「預防重於治療」並不只是一句口號，尤其在高血壓防制上更是如此。為了避免長期過高的血壓破壞身體器官，造成各種嚴重的併發症，每個人（尤其是超過四十歲以上的中年人，或有高血壓家族病史者）都應該定期測量血壓，以便及早發現、及早治療。

有高血壓遺傳病史的人，應該從年輕的時候就注意生活的保健，以預防高血壓的發生，而保健的方式與高血壓的生活注意事項是相同的。

## Q12 如果罹患了高血壓，我需要注意什麼？

一般而言，高血壓的治療原則，先是生活方式的改善，其次才使用到藥物治療。

高血壓的生活注意事項：

1. **控制體重**：肥胖者罹患高血壓的比率是正常體重的二至六倍，超過正常體重是高血壓的重要危險因素之一，而降低體重就能降低血壓和減少降血壓藥的用量。減肥、控制體重最有效的方法就是節制飲食，減少每天攝入的總熱量。再來是增加運動量，包括快走、慢跑、騎單車等，都是很好的運動。
2. **飲食**：中國人的飲食習慣是以穀類為主食，比起西方人的飲食習慣較好，對於減少高血壓、心臟病的發生有一定優點。高血壓患者飲食應限制脂肪、少吃肥肉、動物內臟、油炸食品、糕點、甜食；相反地，應多攝取蔬菜、水果、魚、蘑菇、低脂奶製品等。

3. **低鹽**：流行病學調查證實，飲食中鹽分含量與高血壓的發病有一定的關係，高血壓患者每天攝入鹽量應少於五克，尤其對鈉敏感的病人降壓效果將更好。

4. **戒菸**：菸中含有大量的尼古丁，會刺激心臟使心跳加快，並使血管收縮，血壓升高。因此，吸菸過量者罹患心肌梗塞的機率非常高。

5. **戒酒**：大量飲酒（尤其是酒精濃度高的烈酒），會使心跳加快，血壓升高，有些病人即使飲酒當時血壓並不高，過後幾天血壓仍可能會升高。因此，高

**高血壓小常識**

＊吸菸與高血壓有因果關係，因為煙中含有尼古丁，會刺激心臟使心跳加快，並使血管收縮，血壓升高，而抽菸者血色素的百分之二至百分之八會與一氧化碳結合，增加心臟的負擔，所以高血壓的病人，應該禁菸或一天減至六支以下。

血壓病患應限制飲酒的量，最好是能夠漸進性的戒酒。

6. **運動**：適當的運動可以增強體質、減肥和維持正常體重，對於降血壓都有一定的好處，運動方式可採用慢跑、快步、騎單車、體操等形式的運動，一次以三十至六十分鐘為宜，運動強度最好是中等。

7. **心理**：高血壓患者應保持心情舒暢，尤其不能大發脾氣。

以上這些都是降血壓的基本工作，我們後面也會做更加詳細的介紹，但需要特別注意的是，即使已經進入藥物治療階段，這些非藥物療法也是不可荒廢的。

以上非藥物治療的方法施行四到六週以後，高血壓的情形如果仍未改善，下一步才考慮加上藥物治療。

## Q13 什麼是急性高血壓？

有時候血壓會突然急速增高，必須馬上治療，否則會有致命的可能，這種情況我們稱為「急性高血壓」。如果這種血壓突升的情況嚴重，超過一百八十／一百一十毫米汞柱，又併發其他症狀時，就非常危險了。

為了減少器官的傷害，必須盡快開始讓血壓下降，但也要一步一步來。如果突然降得太快，可能會導致心臟、大腦等重要器官的血量過少，同樣會發生極大的危害。

最常造成急性高血壓的原因其實是忘記服藥，以致身體強烈的反彈作用，所以按時服藥絕對是必要的。其他可能造成急性高血壓的原因，還包括主動脈破裂、中風、心臟病發作、心臟衰竭、子癇症、腎臟衰竭等。

## 14 什麼是清晨高血壓？

清晨高血壓是指有些高血壓患者，在清晨時血壓特別高。這些患者在其他時間的血壓可能只是稍高或正常，但在清晨收縮壓卻可能戲劇性的急速增高。造成清晨高血壓的原因，是清晨時身體的生理時鐘準備清醒，而命令交感神經使血管收縮，心跳加快，以便應付清醒後的活動，結果血壓便直線上升。在寒冷的冬天，這種清晨高血壓會特別明顯，不可不注意。

要防止清晨高血壓帶來的危害，一是須避免起床後的寒冷，二是不要匆忙造成交感神經更加興奮。所以寢室最好能用暖氣來保持溫度，且在床邊或床頭放置保暖衣物，起床後馬上穿上，然後保持心情愉快，不慌不忙的梳洗用餐。

我們都知道，運動對高血壓來說是很有幫助的，但是在運動當時血壓卻反而會上升，因此要避免不適當的運動。尤其是冬天的早晨溫度低，最容易使清晨高血壓發生，所以患者應避免在這個時候運動，以免發生危險。

## Q15 什麼是白袍高血壓？

在門診中，常常看到某些血壓本來正常的病人，一見到醫師就開始緊張，因此所量出來的血壓自然偏高，甚至被診斷為高血壓。這種情形，我們便稱之為白袍高血壓，若有此種情形，病人和家屬最好學會使用血壓計，將居家測量的血壓數值告訴醫師，以便作為醫師診斷或治療的依據。

## 16 為什麼會有惡性高血壓？

如果舒張壓長時間處在高於一百二十毫米汞柱的狀況時，小動脈的管壁就會開

### 高血壓小常識

*高血壓飲食應採低鹽飲食，菜中放的鹽宜減少一半，豬肝、豬腳等高膽固醇食物，都要少吃。高血壓患者應減少每日飲食中的飽和脂肪，而含有鈉量極高的鹼、蘇打、發粉之食品，如麵線、蜜餞、餅乾，也應減量食用。

始破裂，使動脈供血產生問題。此種狀況容易發生在腎臟，而此時腎臟又會釋出荷爾蒙，讓血壓升得更高，造成惡性循環，最後使眼、腦、心臟也跟著受到損傷。

有些惡性高血壓患者還會有頭痛的情形，但也有些人的器官已經嚴重受損，卻還沒有頭痛的症狀，所以頭痛並不能當作診斷標準。雖然如此，當產生嚴重頭痛時，還是應該先測量血壓。此外，惡性高血壓常見的另一個症狀為視力模糊，應多注意。

## 17 糖尿病的人比較容易有高血壓嗎？

糖尿病病人罹患高血壓的機率大約是一般人的兩倍，因為血液中過多的糖分會造成器官和組織的損傷，也可能導致動脈、冠狀動脈和腎臟的疾病，而這些疾病都會影響到血壓，讓血壓值變得不正常。

同時罹患高血壓與糖尿病的話，是非常危險的。根據統計，在糖尿病所引發的併發症中，與高血壓有關的就有百分之三十五到百分之七十五，因此如果你同時罹患兩種疾病，請一定要將血壓控制在良好的範圍內。

## 18 老年人的血壓會特別高嗎？

在台灣，年齡超過四十歲的人當中，約有百分之二十罹患高血壓，而隨著年齡的增加，罹患率也跟著水漲船高。

年齡六十歲以上的老年人，由於人體自然老化，讓血管壁硬化失去彈性，使得血壓升高，這就是所謂的「老年性高血壓」。它的特色是收縮壓顯著的升高而舒張壓仍維持不變。

許多研究都已經證實，收縮壓的升高（尤其是快速的升高）和腦中風的產生有非常大的關係，因此老年性高血壓的控制最好能以收縮壓作為指標（至少保持在一百六十毫米汞柱內）。而保持收縮壓穩定在一百二十到一百四十毫米汞柱之間，更可以有效地預防老年人發生腦中風、心肌肥厚等高血壓併發症。

## 19 小孩子也會有高血壓嗎？

嬰兒的血壓很低，直到一歲過後才急速成長，而到青春期約和成年人相等。判斷孩童是否有高血壓的數值與成人不同，需要配合他們的年齡與身高來作為參考依據。

其實孩童的高血壓並不常見，因此一開始醫師會做許多檢查，以查明是否有其他因素造成孩子血壓升高。若都找不出來，才會像大人一樣歸因為肥胖、運動不足、營養攝取不當等。

由於生活在現代都市，孩子的運動量越來越少，加上高熱量的西化飲食，在青春期就罹患高血壓的孩子也不斷增加。但要孩子（尤其是青春期的孩子）配合指示來改進生活品質或服用藥物，是不太容易的，不過為了健康，還是要想辦法讓孩子學習控制，以免孩子的高血壓在日後出現各種併發症。

## 20 更年期會使血壓升高嗎？

停經後的婦女由於女性荷爾蒙減少，血管疾病發生率確實會增加，而其中最常發生的，就是高血壓和動脈硬化所引起的冠狀動脈疾病。因此，更年期的婦女平常

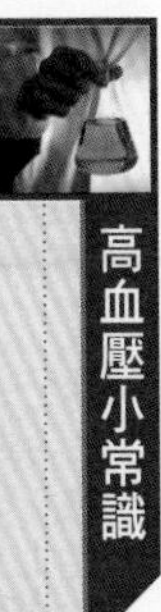

**高血壓小常識**

＊在家裡充分休息，沒有緊張氣氛之下，尤其是早晨剛起床所量的血壓就叫作基底血壓，在醫院、診所或大眾面前所量得的血壓，通常會因為緊張，比家裡所量的高，這種叫作偶發血壓，所以僅以一次量得之血壓就下診斷是不準確的，必須要多量幾次才行。

應定期測量血壓，若血壓過高，則應和醫師討論並接受治療。

雖然更年期對血壓確實會帶來影響，但只要調整飲食習慣，減少高脂肪食物的攝取，多吃含纖維的食物及均衡的攝取各種營養素，再配合規律的運動，就能保持健康美麗，遠離高血壓及動脈硬化疾病的威脅。

## 21 吃避孕藥會讓血壓更高嗎？

雖然現在已經有很多避孕法可以選擇，但還是有不少人習慣使用口服避孕藥。

避孕藥的成分是用一些荷爾蒙來干擾懷孕的機制。早期的避孕藥，的確會讓人血壓上升，甚至有百分之五的婦女因而罹患高血壓，但現在避孕藥的劑量有所調整，所以只會讓你的收縮壓上升一點，幾乎已經沒有婦女因此罹患高血壓了。

## 22 有高血壓的婦女可以懷孕嗎？

罹患高血壓的婦女是可以正常的懷孕及分娩的，但是因為疾病的關係，在懷孕中會比正常的孕婦多更多的風險，如水腫、心臟衰竭、肝腎問題以及胎兒發育不良、胎盤早期剝落等等。所以在懷孕前一定要確實跟妳的醫師討論，並在懷孕全程都密切與醫師配合，以便了解可能會發生的各種問題，並且讓醫生調整藥物。如果妳是在沒有預期的情況下懷孕，也要盡快和妳的醫師溝通，以免不適當的藥物損傷胎兒。

懷孕的某些時期，妳的血壓可能會稍微降低，所以在初次跟婦產科醫師見面時，就要讓他了解妳的高血壓病史，以免忽略了這個問題。

請記得在懷孕時全程做好血壓的監控，特別是在懷孕後期，因為合併症最容易在此時發生。

## 23 懷孕會造成高血壓嗎？

的確有一部分的婦女，會在懷孕中得到高血壓，這種情形我們稱之為妊娠高血壓，它通常發生在懷孕晚期，而且只要沒有進一步惡化到子癎前症，就不會太嚴重，血壓也會在懷孕結束後降下來。

### 什麼是妊娠高血壓？

1. 妊娠中收縮壓高於一百四十毫米汞柱。
2. 妊娠中舒張壓高於九十毫米汞柱。
3. 妊娠後期之血壓，比早期收縮壓升高三十毫米汞柱。
4. 妊娠後期之血壓，比早期舒張壓升高十五毫米汞柱。

只要符合上述任何一個條件，都可以稱為妊娠高血壓。如果再合併蛋白尿二十四小時大於三百毫克與水腫，則稱為子癇前症（俗稱的妊娠毒血症）。除了水腫及蛋白尿外，還會產生頭痛、視力受損和上腹疼痛等症狀，是一種對母體及胎兒都有威脅的疾病。

## 什麼人會得到妊娠高血壓？

妊娠高血壓的高危險群包括初產婦、多胞胎、家族中有人發生過相同症狀、年齡在十五歲以下或三十五歲以上的孕婦、慢性高血壓及糖尿病患者。

**高血壓小常識**

＊高血壓患者盡量使用不含鈉鹽的調味品，如白糖、白醋、五香、肉桂、香草、杏仁露等，增添變化。含鈉量較高的蔬菜，如芹菜、胡蘿蔔、海帶、紫菜、發芽蠶豆，不適合高血壓患者大量使用。含鈉量高的調味品，如鹽、醬油、味精等，須按營養師之指導使用。

雖然妊娠高血壓常是暫時性的，但若是血壓居高不下，對胎兒與母體還是有一定的危險性，甚至演變成子癇前症或子癇症（較子癇前症更嚴重），因此密切跟醫師配合，注意自己身體狀況及按時產檢都是很重要的。

## 24 哪些高血壓病人容易發生意外？

| | |
|---|---|
| 根本沒有發現自己有高血壓的人 | 因為高血壓初期到中期都沒有明顯的症狀，因此有很多人根本不知道自己早已罹患高血壓。資料顯示，有半數以上的高血壓病患尚未被發現。這部分的病人有病狀但卻不知病情，自恃自我感覺良好，與健康人一樣地勞動、生活，因此常常會不知不覺做出一些會使血壓進一步增高的行為，故而很容易發生意外。 |
| 不規律吃藥的病患 | 有些高血壓病患雖然已被診斷罹患高血壓，卻自認為症狀沒什麼大礙，或是對吃藥感到厭煩，而拒絕服用降壓藥。正因為如此，這些人 的血壓得不到有效控制，經常處在危險邊緣，久而久之，一定會對心、腦、腎等重要器官造成傷害，並容易發生腦出血等意外。 |
| 濫用降壓藥的病患 | 有很多病患不是按醫囑或實際量出來的血壓用藥，而是憑自我感覺服用血壓藥，覺得頭痛或頭暈就多吃兩片，否則就不吃。有時又恨病而拚命吃藥，誤以為血壓降得越多、越快就是對病情越好，結果超過劑量。這些做法是很危險的，往往會造成血壓忽高忽低或降低過快，使已患病的血管難以承受，很容易誘發腦出血和腦血栓的形成。 |

| | |
|---|---|
| 生活不規律、勞累過度的病患 | 生活規律有助於血壓穩定，而勞累過度和睡眠長期不足或不佳的人，則容易引起血壓進一步增高或發生劇烈波動，造成意外的發生。 |
| 生活放縱的病患 | 高血壓病人大量吸菸或酗酒，可能會使血壓進一步增高，並對血管造成嚴重傷害，讓患者更容易併發心、腦、腎等重要器官的病變，亦容易發生腦出血等意外。此外，由於賭博時，人的精神會處於高度緊張狀態，大輸或大贏都會引起情緒激烈波動，因而導致血壓驟升，或發生較大的波動，這些都對高血壓病患非常不利，因此戒菸、戒酒、戒賭對高血壓患者來說是很重要的。 |
| 血壓過高者 | 高血壓病患若血壓明顯增高，甚至常達到兩百／一百二十毫米汞柱以上的話，是相當危險的。血壓過度增高，容易發生腦出血等意外，不可忽視。 |
| 合併各種併發症者 | 罹患高血壓多年，且經檢查已出現心、腦、腎等各種重要器官併發症的患者（如冠心病或糖尿病），就表示你的病情已至中、晚期，則應更認真對待，加強治療。 |
| 飲食不合宜、多吃少動者 | 一些高血壓病患平時不注意飲食均衡，常吃一些高脂肪食品，口味重，又不愛運動。這種被戲稱為「馬鈴薯族」的人，會導致肥胖，不僅會使血壓進一步增高，同時也會讓血脂增高，加速對心、腦、腎血管的損害。 |
| 不重視心理衛生的人 | 精神狀態對血壓波動也是有很大影響的，情緒穩定、精神愉快有助於高血壓下降或平穩；相反地，若是情緒惡劣、精神沮喪，特別是經常大發脾氣的人，則可能會引起血壓劇烈波動或是進一步增高，因而誘發各種腦部病變。因此，高血壓病患若是想求長壽，必須加強個性修養，胸懷寬闊，遇事不輕易發怒，經常保持心平氣和，豁達樂觀。 |

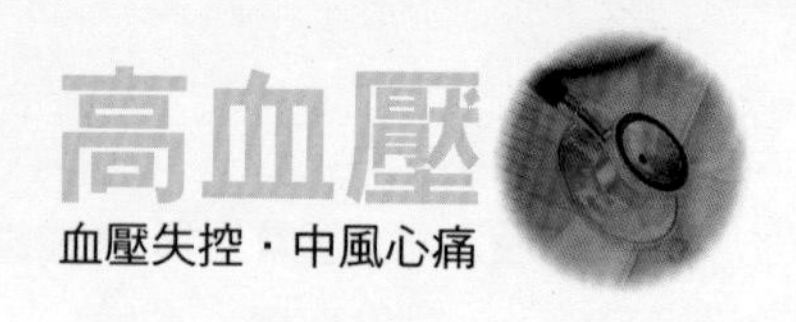


## ◆相關併發症

### 25 高血壓會有什麼併發症？

高血壓患者容易發生的併發症包括：腦中風（腦出血、腦梗塞）、蛋白尿、腎衰竭與尿毒症、心臟衰竭、冠狀動脈心臟病、狹心症、心肌梗塞、主動脈剝離、視網膜病變以及全身性的動脈硬化，對健康有巨大的威脅，需要特別注意。

雖然控制良好的高血壓並不能完全排除併發症的發生，但是比起沒有控制或控制不良者，還是少得很多，因此併發症的出現，通常就是表示高血壓已經嚴重到一定的程度。

其實高血壓本身並不可怕，只要好好地長期服藥控制，就能預防併發症的發生，因此，長期良好的控制血壓是治療也是預防。

## 26 什麼是腦中風？

腦中風可分為腦出血與腦梗塞，前者是因為血管受不了上升的血壓，造成腦血管破裂，後者則是因為動脈硬化使血管內壁變厚，血液循環不順暢，產生血栓。兩者都會使腦部組織受到壓迫，發生血腫或缺血，進而導致神經症狀，使患者產生意識障礙、四肢麻痺或是其他神經系統缺損。

**高血壓小常識**

＊高血壓患者經過積極的藥物治療，中風的罹患率可以減少四成，而冠狀動脈心臟病則可以降低三成，在已發生動脈硬化性疾病如中風、心肌梗塞等的病人，控制高血壓是續發性預防的重要步驟，因此無論是哪一種高血壓患者，一定要接受治療，才能有效降低死亡率。

## 27 腦中風分為哪幾類？

| 腦中風的種類 | 形成原因 |
|---|---|
| 腦栓塞 | 主要是腦部以外形成的血栓，運行到腦血管後，導致堵塞的狀態。 |
| 腦出血<br>（腦溢血、腦充血） | 腦內血管病變破裂而引起的大量出血。 |
| 蜘蛛網膜下出血 | 腦表面的血管破裂出血，使蜘蛛網膜下腔發生出血情形。 |
| 腦血栓 | 顱內供應腦部的腦動脈管壁發生病變，管腔變窄，管壁粗糙，使血小板等凝聚或附著於管壁，形成血栓，逐漸堵塞血路，使血管供應區的腦組織因為缺血而壞死。 |
| 小洞梗塞 | 穿透動脈阻塞所產生的腦梗塞。 |
| 其他 | 仍有許多中風患者，屬於無法分類的腦梗塞，因為發病情形及病史不明而驟然逝世的中風患者，也無法分類。 |

## 28 各種腦中風會有什麼症狀？

| 腦中風的種類 | 症狀描述 | 備註 |
|---|---|---|
| 腦栓塞 | 症狀出現會很突然，而且腦部組織被破壞的範圍也較廣泛，對於患者而言，會產生較嚴重的情況。<br>腦栓塞發生前並不會有任何徵兆，但是，患者會突然感覺頭痛、視力模糊、煩躁、肢體麻木或癱瘓等症狀，發作時通常意識清楚或只有輕度障礙，頭痛則不一定發生或是感覺輕微。 | 治療時察看血栓形成原因，從根本治療；預防則可使用抗凝血劑療法，但此劑對嚴重高血壓病人並不合適，反而會增加腦出血的機率。 |
| 腦出血（腦溢血、腦充血） | 劇烈頭痛、頭暈、昏迷、嘔吐、失語、失明、大小便失禁等現象，突發時會在幾分鐘或幾小時之內，急速惡化。<br>如果是老年病患，出血後的神經系統缺失和意識障礙會比較嚴重，甚至變成植物人。通常腦出血和其他中風患者不同的地方，就是發病時眼底神經前端突起的部位，會產生淤血且浮腫、出血現象。 | 此病和高血壓有相當的關係，又稱「高血壓性腦出血」，死亡率很高達九成以上。<br>腦出血發生的部位大都於運動中樞，會影響運動神經。所以高血壓患者，平常一定要注意醫師指示。 |

| 腦中風的種類 | 症狀描述 | 備註 |
| --- | --- | --- |
| 蜘蛛網膜下出血 | 突然後枕部發生劇烈的頭痛，並且伴隨噴射性嘔吐、煩躁不安、精神亢奮、幻覺、複視、眩暈、噁心、頸強直、昏迷症狀。<br>患者多有慢性頭痛史，如果出血的部位僅限於蜘蛛網膜下腔時，手腳癱瘓情形不多，但發病時急驟，多在突然用力或情緒激動時產生。 | 此病大都和先天性腦動脈瘤破裂有關，其次是腦血管畸形、動脈硬化和高血壓，任何年齡均會發病。發病時，要立刻入院，接受檢查診斷，再施以腦外科手術，大都可恢復健康，另外，手術可防止一週內再度出血。 |
| 腦血栓 | 發病前會有頭痛、頭昏、短暫性記憶障礙、肢體麻木等現象；發病之後，則會有口角歪斜、四肢無力、半身不遂或尿失禁現象。 | 因為休息時腦部的血流緩慢、血壓降低、血液黏度增加，容易形成血栓，因此本病多在靜止狀態時發生。尤其患有高血壓、糖尿病和粥狀動脈硬化的中老年人，常會在睡眠中發病，而且多在一星期內緩慢形成局部神經障礙。 |
| 小洞梗塞 | 單純知覺性中風、拙語笨手症狀，並有失調性輕癱等特徵，患者發病時意識清楚，沒有頭痛、嘔吐等現象。 | 長期高血壓是主要造成原因，病人的預後情況多半不錯，通常數日到數週就可恢復。 |

## 29 如果發生腦中風該怎麼辦？

如果不幸發生腦中風，請依照下圖步驟處理。

### ▶腦中風處理步驟

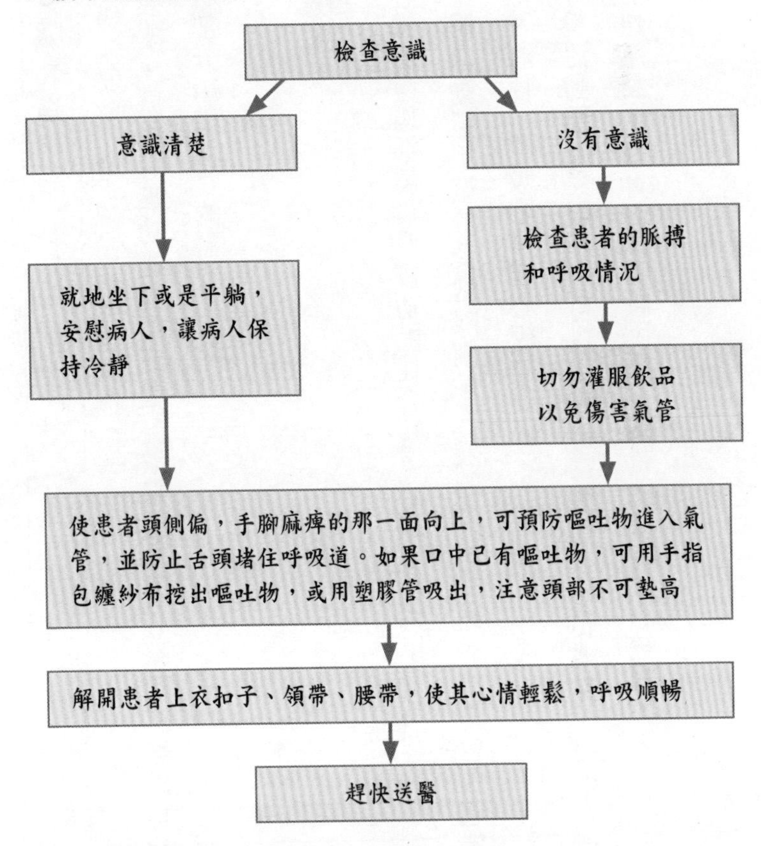


＊若中風已經發生，請勿自己亂服降壓藥。

＊整個過程中都要保持病人的穩固，不可震動搖晃，以免再次出血。

## 30 什麼是心臟衰竭？

所謂心臟衰竭，就是心臟功能發生問題，最常見的是心臟無法輸出足夠的血液，供應身體各部分組織器官的需要。

### 心臟衰竭分類

依照紐約心臟協會標準委員會按功能性分類，心臟衰竭可以分為四級：

**第一級**：身體活動還不至於受到限制，一般的身體活動，並不會引起過度疲倦、心悸、呼吸困難或心絞痛。

**第二級**：身體活動輕度受限制，可以從事日常活動，如爬樓梯、掃地，但是若劇烈運動，就會感覺呼吸困難、疲倦、心悸或心絞痛。

第三級：身體活動明顯受到限制，休息時會得到緩解，比較舒服，但是從事日常的輕微活動也會疲倦、心悸、呼吸困難或心絞痛。

第四級：執行任何身體活動都會感覺不舒服，甚至躺在床上休息或站著不動時，也會感覺呼吸困難、疲倦、心悸或心絞痛。

高血壓小常識

＊高血壓患者運動不可過於劇烈，可選擇稍有吃力感，但仍可以說話的強度。運動時間必須充足，才有控制血壓的作用。平日沒有運動習慣者，可從運動十五分鐘開始，慢慢增強到三十分鐘，然後逐漸養成每天運動的習慣。

## 31 心臟衰竭會有什麼症狀？

心臟衰竭的症狀繁多，常見者見下表。

## 32 什麼是心絞痛？

心絞痛是因冠狀動脈供血不足所引起的心臟肌肉急遽缺氧，會導致胸骨後發作性疼痛，同時心電圖也會顯示出缺血性的改變，但也有很多冠心病患者無心

▶ 心臟衰竭相關症狀

| 症狀名稱 | 症狀內容 |
|---|---|
| 心臟症狀 | 心臟跳動頻率加快、心臟擴大、心臟跳動有雜音或跳動不規則、下肢水腫、肝腫大，腹水、黃疸、頸靜脈怒張等。 |
| 呼吸困難 | 病人只要活動，就會感覺呼吸困難、不舒服，嚴重時，甚至於躺在床上或休息時，也會感覺呼吸困難，也常會在夜間驚醒，形成所謂的「夜間陣發性呼吸困難」。 |
| 端坐呼吸 | 嚴重的心臟衰竭，病人平躺時會感到呼吸困難，須藉著坐起來或墊高枕頭才得以緩解。 |
| 肺水腫 | 肺部可能出現鳴聲和水腫狀況。 |
| 咳嗽 | 是因為有大量的液體蓄積在肺分枝內，刺激黏膜所致，可能是乾咳，也可能咳出大量帶泡沫及帶血的痰。 |
| 腦部缺氧 | 可能是由於心輸出量減少，引起腦部血流不足，導致大腦功能受抑制。如焦慮、不安、記憶力受損、作噩夢和失眠、頭暈等症狀。 |

絞痛的症狀，僅有活動後胸悶或頭暈無力等症狀。

若已知有心絞痛的病人，應注意精神上和體力上的休息，降低血液內的脂肪和膽固醇；肥胖者應該限制飲食，並且降低體重。高血壓者則必須要控制血壓。

## Q33 發生心絞痛的話該怎麼辦？

若發生心絞痛，請依下圖步驟處理。

▶ 心絞痛處理步驟

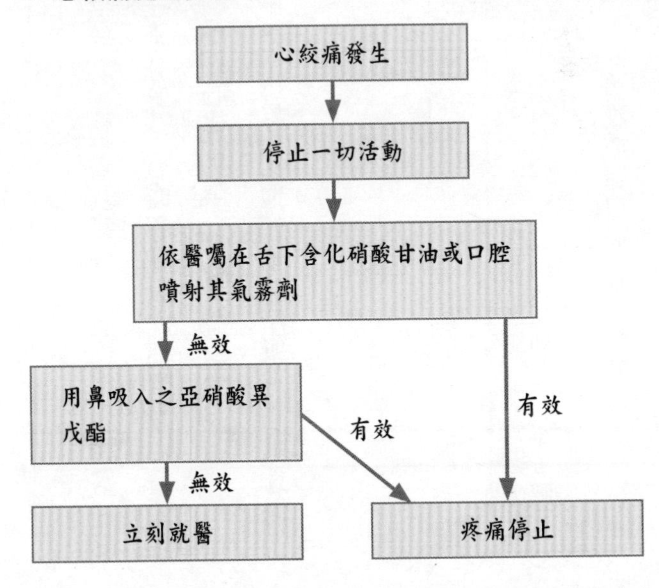

## 34 什麼是心肌梗塞？

心肌梗塞是一種嚴重的疾病，它會使供給心臟營養及氧分之血管完全阻塞（或幾近完全阻塞），在短時間內（約二十至三十分鐘）造成心臟肌肉細胞的受傷，甚至死亡。而後續的併發症即造成殺人的元凶（如心律不整、心臟衰竭等）。

造成心肌梗塞最大的罪魁禍首是動脈硬化，當然其他如動脈痙攣、心肌外傷、動脈炎或血栓等，皆會引起心肌梗塞。

## 35 心肌梗塞會有什麼症狀？

心肌梗塞發作時的症狀有：

1. 前胸有壓迫收縮性的疼痛，或燒灼感、沈重感或難以形容之不舒適。

2. 疼痛可能散布到一側的手臂、肩、頸部、下巴或背部。
3. 疼痛常伴有虛弱感、出汗、噁心、嘔吐、頭暈及明顯的不安。
4. 疼痛是突然的，持續時間約十五至三十分鐘或更久，無法藉休息緩解。
5. 嚴重時會呼吸困難、失去意識、心律不整、血壓下降，甚至休克。

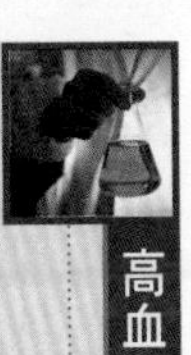

高血壓小常識

＊高血壓患者規律地做中度以上體能消耗的有氧運動，對高血壓預防及治療均有幫助，像快走、慢跑、游泳等都是很好的運動。散步是最好的降壓運動，每週至少做三次健行，每次至少三十分鐘以上，可以有效降低血壓。

## 36 高血壓對腎臟有什麼影響？

心臟打出的血液，約有五分之一會流過腎臟，以過濾血液中的廢物，且把這些廢物製成尿液排出體外，同時腎臟也負責控制血液中的礦物質、酸鹼值以及水分的平衡，對我們身體是非常重要的器官。但高血壓會使腎臟中的血管變得軟弱或狹窄，讓流過腎臟的血流變少，使得腎臟無法排除血中全部的廢物，引起腎臟的損傷，最後造成腎臟衰竭。

另一方面，腎臟還有一項重要的工作，就是調節身體中鈉與水的量，來協助控制血壓，所以一旦腎臟受損，血壓便會更加上升，血壓上升後，會給腎臟帶來更多的壓力，形成惡性循環，最後腎因為衰竭而不再運作後，就必須開始洗腎，所以一定要及早控制血壓，避免演變到這樣的結果。

## 37 高血壓會傷害眼睛嗎？

高血壓是會傷害眼睛的。血壓過高會加速眼部微血管的老化，甚至造成視網膜微細血管的撕裂，讓滲出的血液和液體流入周圍組織。有些病人會造成視神經水腫，阻斷視網膜上的視覺訊號順利傳至大腦，進而影響視力，所以盡早控制血壓對眼睛也是很重要的。另一方面，眼部小動脈的損傷也常可以作為一種指標，來評估身體其他的血管損傷。

**高血壓小常識**

*保持低鹽、低膽固醇、植物油及高纖的自然食品，就是最佳高血壓飲食療法。使用「代鹽」或「無鹽醬油」時，須先詳查成分標示，因其中可能含有某些成分，尤其低鈉鹽含有鉀，不利於腎臟病情，所以應與醫師或營養師諮商後方可使用。

## ◆生活形態與血壓

### 38 早上血壓高和晚上血壓高的意義不同？

早上血壓高和晚上血壓高，其意義並不相同。經過一天的工作和忙碌，到晚上測量時血壓較高，比較不用擔心，如果早上起床馬上測量，血壓依然較高，則代表充分休息後，血壓還是無法降低，則表示血管的彈性更差，需要特別注意。

### 39 高血壓的人可以正常工作嗎？

如果可以將血壓控制得很好，高血壓患者當然可以正常工作，但就如同許多慢性病一樣，高血壓患者必須特別注意自己的情形。

有些高血壓的治療藥物會產生嗜睡的副作用，所以如果工作形態需要很強的專注力（如駕駛、高危險機械操作員等），一定要與醫師溝通，讓他盡量避免開有這些副作用的藥物。

雖然高血壓患者可以正常從事一般的工作，但有些工作仍須避免，這些工作包括機師、潛水艇人員與潛水人員等，因為這些工作都必須在很大的氣壓與速度變化中進行。如果你不確定目前的工作是否會對身體造成危害，記得向醫師諮詢。

## 40 肥胖對血壓有什麼影響？

過多的脂肪會造成心臟極大的負擔，因為心臟必須吃力地推動血液，才能流過體內達到各個組織，因而使血壓上升。根據統計，肥胖者得到高血壓的機率是體重正常者的二至六倍。

最危險的是，肥胖的人比一般人還容易得到心臟病、癌症和腦中風。若是一個人體重超重，同時又患有高血壓，並且有抽菸、喝酒等習慣，那麼這些人早逝的危險就大得多，而且在生活上也會有諸多不便之處。

還好，如果是因為體重過重而升高的血壓，通常也可以因為減輕體重而下降。

## 41 體重多少才算肥胖？

其實體重是不是在正常標準，是需要依每個人的身高來衡量，在醫學上，我們常用的單位是「身體質量指數」，也就是所謂的ＢＭＩ（Body Mass Index）。

ＢＭＩ的計算方式是以體重（公斤）除以身高（公尺）的平方，也就是下表的公式。

ＢＭＩ的正常範圍是十八・五至二十三，低於十八・五代表體重過輕，二十四至二十六則代表體重過重，高於二十七就代表肥胖。

$$\text{BMI} = \frac{\text{體重（Kg）}}{\text{身高}^2\text{（m}^2\text{）}}$$

## 42 我該如何減輕體重？

其實，減肥的原理是不變的，就是你必須讓熱量消耗量超過熱量的攝取量，並且長期實行，堅持下去。

**高血壓小常識**

＊在台灣四十歲以上的中年人，每五個人當中就有一個罹患高血壓，因此，當你時常感覺頸子痠痛、頭腦發脹、耳朵嗡嗡叫、胸口悶悶的、渾身都不對勁時，你就有可能是罹患高血壓了。

## 健康的節食減肥

利用節食進行減肥，在理論基礎上是非常簡單的。它只是將每天的熱量攝入降低，並保持正常的生活起居，再加上運動消耗二百至二百五十大卡的熱量，就會成功的瘦下來，但能不能持之以恆，才是最重要的關鍵。

以下的措施是經過專家們多年檢視而確立的，對你應該有很大的幫助。

**方法一：製作飲食日記**

詳細記錄每天的飲食，並且在晚上的日記中寫一段小結論，看看今天所吃下的食物有沒有過多、有沒有不該吃的。飲食日記中應該詳細記錄今天所吃下的每一項食物。

**方法二：每餐食用大體積食物**

你可以大量食用水果、穀類和蔬菜。每餐食物中都應該包括一份蔬菜、穀物或沙拉。選擇大體積食物的道理很簡單。你可以比較一下，一小盤奶油熱量可達二百五十大卡，而一顆大蘋果的熱量最多只有一百五十大卡，你還可以再吃一根熱量為一百大卡的胡蘿蔔，這就是大體積食物的優點，會讓你很有飽足感，減少食物攝取的總量。

**方法三：忌食牛羊肉**

禁止食用牛肉或羊肉，最好食用經過燒烤的魚類或去皮的家禽。

**方法四：食用澱粉類食物**

你可以吃米飯，因為它是穀類食物，但不可以吃奶油和加了酸奶油的馬鈴薯，或只加普通番茄醬的麵條。

**方法五：可以多吃蔬菜**

所有喜歡吃的蔬菜，都可以放心食用，你可以把生菜和不含奶油或鹽的爆米花作為零食來吃。

**方法六：把水果當甜食**

如果你在飯後有吃甜食的習慣，可以將新鮮水果作為甜食來食用，例如一個蘋果、梨子、柳丁，都是很好的飯後甜點。

**方法七：戒酒**

酒精是有熱量的，且對血壓的波動有影響，所以你應該拒絕所有含有酒精成分的飲料。

**方法八：控制鈉的攝取量**

將每餐鈉的數量控制在二百毫克以內，這樣可以減少水分的滯留，降低體重和血壓。

## 做適合的運動

規律的運動，是有效減去重量及維持體重的主要方法之一。持久有恆的運動，能夠預防疾病和維持健康。因此不論是哪一種運動，只要不過度勉強，對健康都是有益的。

研究顯示，如果每週至少三次，且每次運動三十分鐘或更多的時間，即使大多數不常從事運動的人，也能夠在健康上得到明顯的益處。

尤其對於有高血壓的人，正常的運動可以降低血壓，也可以降低與高血壓有關的體脂肪。另外，對非胰島素依賴型糖尿病患者來說，運動還可以幫助預防及控制這類型糖尿病。

因此，運動除了可以幫助控制體重，還可以減少得到疾病的危險性，以及改善生活品質。

**高血壓小常識**

*腎臟所分泌的「腎素」在高血壓中也扮演了一個重要的角色，「腎素」又稱為「升壓素」，顧名思義就是會使血壓升高的一種分泌物質。人在緊張時或遭受壓力時，會刺激交感神經，而使腎素的分泌增加，而腎臟的血液流量減少時，也會使腎素分泌增加。

## 43 減重的速度是不是越快越好？

這個答案顯然是否定的，雖然實行減重計劃的人總希望體重能夠很快的下降，但急遽的降低體重對身體其實是一大負擔。

很多人會靠激烈的節食讓體重迅速減低，但這種方式不只會減少脂肪，連身體其他需要的組織（如肌肉等）也會一起減掉，且當你停止節食後，體重很容易又會回到身上，因此慢慢、穩定的減輕體重才是最健康的方式。

## 44 為什麼運動能降低血壓？

運動能顯著降低血壓，是因為運動有以下的好處：

1. 促進血液循環，改善心肌的營養狀況，且可以降低末梢血流、心輸出量與周邊血管的總阻力，進而降低血壓。

2. 升高新陳代謝率、促進脂肪代謝、降低血液中的總膽固醇，因而降低腦和心血管疾病的發病率。
3. 強健腎臟機能，使鈉離子有效排出體外，讓身體有效的控制水分和血壓。
4. 調節大腦神經功能、改善睡眠品質、降低緊張情緒、減輕工作壓力，使人可以排除因情緒不穩定所造成的血壓波動。

## 45 高血壓患者該做什麼運動？

適度的有氧運動，對高血壓的預防及治療有很大的助益。所謂有氧運動是指身體大部分肌肉進行節律性及持續性的活動，下頁表中介紹幾個常見的運動，你可以依自己的需求選擇一個來嘗試。

表中所列運動都是良好而健康的有氧運動，但記得運動前後都需要做良好的暖身操，而無氧運動（如舉重、激烈的短跑、擲鉛球、跆拳、柔道、角力、武術等等）則應該避免。

## ▶ 高血壓患者適合的運動

| 運動名稱 | 所需用物 | 運動介紹 |
| --- | --- | --- |
| 快走 | 適合步行的運動鞋 | 快走是一項良好又簡單的運動，因為它幾乎不需要任何用具或金錢，而且人人都可以參與。步行最大的好處便是溫和，雖然它燃燒熱量的作用較為緩慢，可是若能持續一段時間，成果跟短時間內激烈運動是相同的。 |
| 慢跑 | 適合慢跑的慢跑鞋 | 慢跑跟步行一樣，是簡單經濟的運動，而且它更能在短時間內讓心臟、肺臟和肌肉組織充分運作，燃燒熱量的速度也快很多，但是因為它較為激烈，因此要特別注意其對膝蓋及腳踝的傷害，一週內不要跑超過四次，也不要連著好幾天都跑。 |
| 騎單車 | 適合自己人體工學的單車 | 如同步行一樣，單車對於剛開始運動的人來說，也是很好的選擇。<br>有些人會為了挑戰自己，而在腳踏板上增加阻力，但其實這並不會讓心臟與肺臟得到更好的運動效果，規律、持續的踩踏板，才是最重要的。 |
| 游泳 | 泳衣、泳褲、泳帽、蛙鏡 | 游泳對心臟血管來說，是最優良的選擇，因為它能夠讓心臟、肺臟和肌肉組織充分的運作，對關節的傷害性也很小，因此若是有關節疾病的患者，此類運動是最適合的。<br>但是游泳必須特別注意溫度的變化，避免因冷而急遽升高血壓造成傷害。 |

## 46 運動前的暖身操該怎麼做？

開始運動前後，一定要做五至十分鐘的柔軟操，它可以讓肌肉柔軟，避免等一下較激烈的運動所帶來的傷害，同時避免肌肉痠痛或拉傷。

暖身操的做法：

**一 小腿部分**

伸展小腿肌肉和腿部的跟腱是很容易的，請將雙腳平放在地面上，然後盡量用手去觸碰腳尖即可。

另外還有一種方法，就是兩手交叉去觸碰腳尖。但千萬不要過分拉伸，以免傷害到肌肉。

還有一種方式是面對牆壁，雙手扶著牆壁，兩腳分開，在後腳跟沒有離開地面的狀態下做連續彎膝。

## 二 大腿部分

先把一條腿架在和臀部差不多高的地方，保持這個姿勢，然後伸展手臂去碰那條腿的腳尖，但記得動作要和緩，不要用力過猛。

兩腿分立，雙臂交叉放在背後，把胸部貼近左膝，然後慢慢拉直兩腿，接著把胸部貼近右膝，再重複剛剛的動作。

## 三 臀部

將一個膝蓋著地，另一個膝蓋支起，讓自己處於單膝著地，背部挺直的姿勢，然後盡量將身體向前傾，朝支起的膝蓋靠攏，之後保持著這樣的姿勢，就可以伸展到臀部的肌肉。

## 四 背部下方部分

背部下方部分的伸展非常重要（尤其是對老年人來說）。伸展背部的方法是身體躺平，背部朝下，將一邊的膝蓋拉近胸部，保持二十至三十秒左右，然後換腿。在兩腿各做了五至十次之後，可將雙腿同時拉近胸部，保持三十秒以上即完成。

## 47 運動做的次數多、強度強會比較好嗎？

高血壓病人做運動一定要量力而為，不可過度勉強，以免發生危險。運動的強度應以中度體能活動為宜，即是運動時心搏數應達到最大心搏數的百分之四十至百分之七十（注意不可超過百分之七十），並且保持二十分鐘，之後再依各人狀況以漸進方式向上調整。大多數無合併症的高血壓患者，可安全地增加其活動量，次數

### 高血壓小常識

＊高血壓會造成網膜病變，因為如果動脈內壓力繼續上升，血管壁就呈現肥厚，而太厚的血管慢慢開始對光線起反射，如果高血壓更嚴重而持續長久，小動脈壁之肥厚退化性病變將蔓延至動脈之中膜、內膜，甚至在眼底網膜上出現棉花樣滲出液及出血現象。

則以每週三至五次為宜，但有心臟病或較嚴重健康問題者，則需要接受醫師廣泛的評估。

請以下表公式計算運動強度。

以一位五十歲的人而言，最大心搏數是二百二十減五十等於一百七十，而運動時最高的心搏數就是一百七十乘上〇・七，即是一百一十九。

## 48 高血壓的運動有要特別注意什麼嗎？

1. 在運動中必須注意水分的補充，尤其是有服用利尿劑的患者，更要特別小心。
2. 運動前後一定要做暖身操與緩和動作。
3. 運動的次數和長度要有規律，不要一下激烈密集，或一下完全不

最大心搏數＝220－年齡
運動時最高的心搏數＝最大心搏數×0.7

做。

4. 注意運動時周圍的溫度，酷熱或寒冷都不適宜，若處於盛夏或嚴冬中，室內運動是不錯的選擇。

5. 避免做一些爆發性的運動，如短跑、跳遠等。

6. 不要做競賽運動，以免身體跟情緒都過分勉強。

7. 因為消化食物的時候血液會集中在消化系統，所以吃完飯後不要馬上運動。

**高血壓小常識**

＊對於高血壓的住院病人，一般基本的檢查是驗尿、腎盂攝影和血中鉀離子的測定。對預後的判斷，常須檢查心電圖、胸部X光、血中尿素氮、肌酸酐及眼底檢查。若發現有特殊異常，則須做進一步檢查，包括腎切片、腎同位素掃描、腎血管攝影、內分泌學檢查、腦波等。

8. 空氣不良時不要做戶外運動。
9. 要有足夠的睡眠時間，不可過度疲勞，若覺得身體不適時，不要勉強運動。
10. 若是選擇爬樓梯運動，須以緩慢的速度進行，不可一下爬太高或太快，否則會使得血壓急速上升而發生危險。
11. 輕度高血壓患者的運動效果較顯而易見，但中度高血壓的運動效果則需一段時間才會出現。運動雖有助於高血壓的控制，但是如果在血壓降下來後就停止運動，血壓會在一至二年後再度升高，因此要保持耐心，持之以恆。

## 49 高血壓的人什麼時候要停止運動？

1. 血壓非常高的人（大於一百八十／一百一十毫米汞柱），一定要將血壓控制到一定的標準，並與醫師討論之後，才可以開始運動。若運動前收縮壓大於二百毫米汞柱、舒張壓大於一百一十五毫米汞柱時，則禁止運動，以免發生危險。

2. 運動當中必須常注意自己的情況以及血壓的波動。最好在開始運動前、中、後都能測量血壓，若有異常的情形（如：❶運動中收縮壓大於二百五十毫米汞柱或舒張壓大於一百一十毫米汞柱。❷隨著運動負荷的增加而收縮壓並沒有增加。❸舒張壓突然明顯下降十毫米汞柱等），應立即停止運動，並盡快與你的醫師討論這個問題。

3. 運動中出現胸部很緊，嚴重的氣喘，胸或左手、下顎疼痛，心悸、暈眩等，都應立即停止運動。

## 50 高血壓為什麼要戒菸？

菸草中的化學成分會傷害動脈血管的內壁，使得脂肪堆積在動脈管內，造成血壓上升，而其中的尼古丁更會促使腎上腺素等荷爾蒙的分泌，造成心跳加快、血管緊縮，讓心臟負荷增加，血壓也會跟著上升。此外，煙霧中的一氧化碳會取代血液中的氧氣，使得心臟必須更努力的工作，來增加氧的供應量，更加重了心血管的損傷。

不只是血壓，吸菸對人體的許多其他部位也都有很大的害處，因此如果想要有一個健康快樂的人生，戒菸絕對是必要的。

## 51 我該如何戒菸？

有些人戒菸一次就成功，也有人反反覆覆不斷掙扎，其實戒菸是有秘訣的，做到以下五個步驟，會幫你增加很多戰鬥力：

1. 了解戒菸的資訊：你必須要明白戒菸可能會發生的種種不適，如易怒、焦慮、興奮、無法集中注意力等，且這些不適會持續十天左右，尤其當你遇到平時抽菸的時刻和地點（如吃完飯後的餐桌），想抽菸的衝動會席捲而來，雖然這個衝動很短暫，誘惑力卻非常驚人，戒菸失敗者大都是敗在這個短短的衝動裡。因此，當你在戒菸前就已經知道這個情況時，便可以做好準備，如飯後嚼口香糖，或做家事，總之別讓自己閒下來。

2. **請周圍的人一起督促你：**把你的目標告訴家人、同事和朋友，有了他們的鼓勵與支持，你的戒菸路會更順暢。

3. **決定戒菸的日期：**根據研究，快速戒菸比緩慢停止的效果更好，因此選擇一

**高血壓小常識**

＊高血壓患者烹調時應多選用植物油，如大豆油、玉米油、紅花子油和葵花子油等，以代替動物性脂肪。含膽固醇高的食物，如內臟、蛋黃、蟹黃、魚卵、蝦卵、豬腦等，會增加膽固醇量，應加以限制，每日膽固醇攝取量應在三百毫克以下。

段較為輕鬆的日子（如長假），並不停的告誡自己，一定能有不錯的成果。

4. **開始縮小你抽菸的空間**：在還沒有到戒菸的日期前，就先慢慢減少你抽菸的區域，如讓自己只在陽台抽菸，這樣可以避免你一直遇到熟悉的抽菸環境而想抽菸。

5. **讓自己在衝動來時冷靜思考**：在衝動時提醒自己，這個想抽菸的情緒是很短暫的，只要撐過這短短的時間，健康美好的生活就在等著我。

## Q52 為什麼高血壓患者要防止便秘？

便秘是一種糞便無法排出，導致糞便長期留置腸道而乾硬的問題。便秘有可能會誘發痔瘡等肛門疾病，或產生相當的毒素。而高血壓的患者更要慎防便秘的發生，因為一旦糞便變得乾硬，我們就要用極大的力氣去解便，而這樣閉氣用力的行為會使壓力上升，讓血壓的負擔增加，而誘發心血管疾病及中風等嚴重問題。

通常發生便秘的原因有：攝取的纖維質和水分不足、缺少活動的生活方式，和壓力的情緒或環境的改變。

## 53 我要如何防止便秘？

要拒絕便秘這個惱人的小問題，我們可以從以下幾點開始做起：

1. 多吃高纖維食物，如：穀類、麥片、全麥麵包、蔬菜水果等，這些食物不只能夠改善便秘，對降低膽固醇，減少大腸直腸息肉、腫瘤以及痔瘡的發生也有幫助。
2. 增加水分的攝取（若有腎臟問題則須再評估）。
3. 每天固定時間排便的習慣，只要有便意就如廁，不要忍住。
4. 瀉劑、灌腸劑或栓劑只能在專科醫師的建議及追蹤下使用，不可擅自濫用。

## 54 高血壓的人能夠有性生活嗎？

根據統計，不論男女高血壓患者，百分之九十以上都可以有正常的性生活，至於少部分的人，目前研究也無法證明是否是血壓直接影響到他們的性生活。其實比起血壓，有更多的其他原因可能造成性功能不佳，包括血液循環不良、使用降血壓藥，或單純只是擔心自己身體而造成自信心喪失。

如果男性早晨能夠正常勃起，他們的性問題就很可能是因為心理因素，可以與另一半好好討論。深厚的夫妻情感，配合相關的藥物，要解決這個問題並不難。

## 55 降血壓藥會不會降低我的性能力？

某些降血壓的藥物的確會造成部分或完全的勃起障礙，不過比例並不如想像中的高，很多男性的性功能障礙，其實是因為心理因素所造成。

降血壓的藥物引發的性功能減退是暫時性的，也就是說當你一旦停止服藥，症狀就會解除，如果症狀沒有解除，就表示不是藥物所造成。

雖然性功能障礙會讓人非常沮喪，但千萬不要因此而停止用藥。可以跟你的醫師討論，是否真的是因為藥物的關係，然後再依醫師的評估來決定更改藥物，這才是比較安全的做法。

**高血壓小常識**

＊由於高血壓患者不能多用鹽或醬油，所以應多利用洋蔥、蔥、薑、蒜等味道濃烈之香辛食物和冬菇、冬筍、香菇、玉米等甘香之風味，以及檸檬、蘋果、鳳梨、番茄等酸味較強之蔬果，賦予飲食特有的味道。

## 56 為什麼高血壓的人冬天會特別危險？

天氣冷是高血壓發生危險的原因之一，因為寒冷會使全身血管收縮，血管收縮後血壓自然就變高了。有研究顯示，天氣冷熱對血壓的影響可以達到十毫米汞柱以上的差異。另一方面，冬天的時候進出室內和更衣入浴時會發生很大的冷熱交替，易造成血壓的突然上升，使得腦中風發作的機率大大增加（夏天時進出冷氣房也有相同的問題，須多加留意）。

要避免突然地接觸到寒冷的溫度，可以從以下幾點來著手：

1. 外出前一定要先穿好禦寒衣物。
2. 更衣時，更衣室可用電熱器或暖氣加溫。
3. 洗澡時，浴室可先用熱水淋牆壁及地板，使浴室保持一定的溫度。泡澡時，水溫要適中，並注意離開浴缸時的保溫。
4. 晚上睡眠時要在床邊放置保暖衣物，以備半夜上廁所及清晨起床之需。

## 57 高血壓患者可以去旅行嗎？

高血壓患者如果在良好的控制下，是可以享受旅遊的樂趣的，但在旅行的同時，有許多小細節需要注意，以維護身體的健康：

1. 旅行前一定要和你的醫師討論過，確定身體可以負荷旅途中的疲勞或其他狀況。
2. 攜帶一台小型的血壓計，方便每天按時測量血壓。
3. 將降血壓藥放在手提袋中隨身攜帶，並使用分格藥盒來提醒自己按時服藥。
4. 最好請醫師開立一張英文病歷摘要，或參考醫院藥袋的說明，抄寫一張所服用的藥物學名及劑量，隨身攜帶在容易找到的地方，以便在旅遊中發生突發狀況時，能提供當地主治醫師，作為重要參考依據。
5. 若你的高血壓合併有冠狀動脈疾病或心肌肥大症，建議你最好不要前往海平面三千公尺以上的地區旅遊。因為高地上大氣壓較低，而且氧氣濃度也薄，易造成心臟肌肉與全身組織缺氧，使冠狀動脈疾病與心肌肥大症更為嚴重。另外由於高山氣溫較低，也會讓血管收縮，提高栓塞性腦血管中風的危險。因此，血壓控制不良或已有合併症的患者，最好還是不要安排登山旅遊的行程。

6. 高血壓患者旅行時要量力而為，避免過於刺激冒險的活動，且行程安排最好比較悠閒，旅程時間也不要太長，此外不要消耗過多的體力、保持充足的睡眠，注意氣候來加減衣物也都是很重要的。

## 58 台灣有沒有高血壓相關的保健諮詢團體？

目前台灣最耳熟能詳的高血壓防治團體是「中華民國防高血壓協會」，它不只宣導如何防治高血壓，也有許多相關的出版品，組織非常完善豐富。

中華民國防高血壓協會

地址：台北市莊敬路四七八號三樓之七
電話：（〇二）二七二九六一三五；二七二九六一三九；二七二二六四三一
傳真：（〇二）二七二九六一一〇
網址：http://www.hypertension.org.tw/

**高血壓小常識**

＊根據國民健康局電話訪問一千多名民眾之調查結果顯示，近八成的民眾認為定期量血壓是非常重要的事，但實際上卻有超過一半以上的民眾沒有量過或很少量血壓，發現越年輕的族群越不會規律量血壓，顯示認知與真正落實健康行為仍有很大的差距。

## ◆情緒與血壓

### 59 緊張會使血壓升高嗎？

所謂緊張，其實是由人體的生物特性決定的。當我們的身體受到威脅時，會立刻做好戰鬥或是逃亡的準備。也就是說，身體會讓足夠的血液流入大腦，來為思考提供足夠的能量，同時也會控制身體外圍的循環，讓身體能夠應付突發狀況。

因此，我們可以知道長期處於緊張的狀態，會讓身體充滿負面壓力，而使血壓有所波動，所以學習如何管理情緒，便是高血壓患者重要的功課了。

### 60 壓力是什麼？

簡單的說，壓力就是推動你的一股力量，我們常將它分為正面和負面兩種。正面壓力是會有好處的，它會讓你感覺躍躍欲試、有自信、活力十足，而幫助你做出更完美的工作。但是一旦壓力無法處理或不停累積，就可能會變成負面壓力，它會使你焦躁、無法專心、感覺孤獨、全身無力。

壓力的來源因人而異，舉個例子，對某個人來說，上台演說可能是非常大的壓力，但對另一個人來說，卻是雞毛蒜皮的小事。在情緒管理的研究中，通常會把人分為A、B兩種類型，而如果你是屬於A型人格（充滿競爭心、積極熱切、缺乏耐心），又遇到特定環境的話，就可能使壓力直線上升。

## 61 壓力對血壓會有影響嗎？

壓力存在的時候，人體會用各種方法來應對，以便讓你有充足的精力來面對挑戰。它的方法是釋放你身上的腎上腺素和腎上腺皮質荷爾蒙，來使你的血管收縮，心跳加速，但同時也升高你的血壓。雖然壓力造成的血壓上升是暫時的，但如果這種情形一直存在，也一樣會造成動脈、心臟、腎臟與眼睛的傷害，所以壓力是會影響血壓的。

## 62 壓力會形成高血壓嗎？

雖然壓力是否會導致高血壓，醫學上依舊有所爭議，並不能說有壓力的人一定會得到高血壓，也不是說你將壓力降低後，原本有高血壓的人就會戲劇性的回復正常。但適當的情緒管理依舊很重要，因為壓力減少後，通常可以很快的帶來兩個良好的結果：

1. **血壓比較容易受到控制**：因為壓力而讓血壓短暫升高的情況，會讓血壓變得更難以控制，當壓力減低了以後，原來做的治療（改變生活形態、藥物等）的效果常會更加有效。

2. **態度變得更積極**：壓力會使你沒有充足的精神和力氣去面對治療，當你覺得比較輕鬆愉快後，會更願意控制飲食、按時服藥、確實運動、減重及戒菸

### ▶ 減輕壓力的方法

| | |
|---|---|
| 1. 組織行程 | 將行程寫在行事曆上，讓你能夠確實的掌握時間，避免計劃不確定的混亂感，也不會因為遲到或忘記約會而沮喪。 |
| 2. 把自己的時間排得寬鬆一點 | 不要什麼事都有「捨我其誰」的精神，學習拒絕某些工作，並可以試著請人幫忙。 |
| 3. 規律運動 | 運動的好處不但有減重、降低血壓，更能釋放壓力，因此規律的運動對你是絕對有幫助的。 |
| 4. 健康的飲食 | 均衡攝取多種營養素，能夠使身體更安定。 |
| 5. 適時安排休閒 | 不要把自己逼得太緊，偶爾選個週末看場電影或去郊外走走；甚至在上班時也可以找時間短暫放鬆，走一走、深呼吸或伸個懶腰都是不錯的方式。 |
| 6. 良好的睡眠 | 當你有一夜好眠時，第二天才會有充足的體力面對挑戰，所以請調整生理時鐘，讓自己在規律的時間睡眠及起床。 |
| 7. 維持良好的人際關係 | 朋友和家人在你遇到挫折或壓力時，常是良好的疏洩管道，也能夠給你一些很好的建議，讓你免於孤獨感。 |
| 8. 定一個情緒處理時間 | 找一個時間專門來處理問題，若壓力在其他的時間出現，就先記錄下來，等到情緒處理時間到了再來解決，這樣就可以幫助你避免處於一直煩躁的狀態。 |
| 9. 學習正向思考 | 練習跟自己對話，並調整自己的想法，如用「有了這次經驗，下次我會更好」來取代「我實在不應該犯這樣的錯誤」。 |

酒，讓血壓回穩。

所以對高血壓的患者來說，良好的壓力控制還是相當重要的。

## 63 我該如何減輕壓力？

壓力是看不到摸不著的，因此要找到消除的方法也格外困難，通常我們可以先從改變生活形態的方面著手，方法羅列於上頁表中。

## 64 壓力來的時候我該怎麼辦？

雖然我們可以用上面的方法來降低一些壓

▶ **深呼吸法**

❶ 保持心情輕鬆，開始練習時可以擺一個舒適輕鬆的半坐臥姿勢。
❷ 一隻手放在胸部，另一隻手放在腹部。
❸ 用鼻子深吸氣，注意要感覺腹部突起而不是胸部，在氣吸飽後做短暫停留。
❹ 噘起嘴唇慢慢呼氣，此時應感覺腹部慢慢凹下。
❺ 呼氣時間應是吸氣時間的兩倍。
❻ 半坐臥姿勢練習熟悉後，可以再進一步練習坐著或站立的姿勢，以便能夠隨時隨地的使用。

力，但有時候突如其來的壓力還是會困擾我們，這時候花一點時間來放鬆一下自己，可以讓你有更清楚的腦筋來面對事物。

以下的幾個方法都可以幫助你放鬆，請每天花一點時間練習，這樣在需要的時刻才可以派上用場。

1. **深呼吸：**我們常聽到人家說，深呼吸一下，但其實深呼吸也是有技巧的，大人的呼吸大都是用胸式呼吸，跟小孩用的橫膈呼吸不一樣，學習像小孩一樣

**高血壓小常識**

＊選擇血壓測量器應先看是否有「同」字合格商標？另外是否有附充氣管或綁帶耗材？耗材是否更換方便？廠商是否提共免費定期留意保固期限？螢幕顯示是否清晰？操作方式是否方便？是否有電源自動關閉裝置？是否有全自動加壓測量等，都要一併考量。

用橫膈來呼吸，可以讓你放鬆，還可以讓你交換更多的氣體，使你更有活力。

2.**鬆弛緊張的肌肉：**當壓力來臨時，肌肉常會不自覺地緊張，這時候試著放鬆一下肌肉，對減輕壓力也有不錯的效果，你可以緩慢的轉動你的頭頸部和肩膀，然後將肩膀向上聳再放鬆，再伸一伸你的雙手和雙腳。

3.**冥想：**找尋一個安靜的地點，輕鬆的坐下或躺下，然後想像一個能夠讓你放鬆的環境，讓自己處在那個環境中，盡可能仔細的去描繪那個景象，包括氣溫、聲音、各種東西的顏色，還有氣味給你的感覺等。一些平靜的音樂可能可以幫你做得更好。

4.**默想：**放鬆心情，重複的聽或在心中說一樣的話語，這樣可以使你的思考單純下來，幫助你的心靈回復清爽。

5.**請求支援：**若你的壓力已經巨大到自己無法處理時，最好能夠請求支援，以免身心的痛苦。精神科醫師、心理治療師或張老師等，都是很好的選擇。

# ◆飲食與血壓

## 65 鈉對高血壓會有什麼影響？

鈉是礦物質的一種，是人體調節生理機能不可或缺的元素。正常飲食中每天含鈉量約為三至六公克。攝取過多時，易讓血壓升高，攝取太少或缺乏時，則會有疲勞、虛弱、倦怠的現象。

### 高血壓小常識

＊若是經過一段時間之後，改變生活形態仍無法有效的降低血壓，或者是身體重要器官出現高血壓引起之病變時，可以考慮用藥物來控制血壓。目前常被採用的藥物包括：利尿劑、$\beta$阻斷劑、血管張力素轉化抑制劑、鈣離子拮抗劑、$\alpha$阻斷劑及血管擴張劑等，但必須經專科醫師處方，不可自行用藥。

鈉可以從自然食物、調味品、加工食品或某些藥物中獲得，但其中最主要來源是食鹽。一公克食鹽中約含有四百毫克的鈉，它會使水留滯體內，造成血壓的上升，也就是說鈉的攝取跟高血壓有正比的關係，因此高血壓的患者常需要克制鈉的攝取。

## 66 什麼是鈉敏感體質？

有些人的體質對於血液中的鈉非常敏感，很容易就會把鈉存留在體內，造成水分的滯留，使血壓上升，這種人我們就稱為「鈉敏感的人」。罹患高血壓的人中，約有百分之四十是對鈉敏感的。

想確知自己是否是鈉敏感的人並不容易，而且也不必要，因為不管是鈉敏感的高血壓患者或非鈉敏感的高血壓患者，不攝取過量的鈉都是對健康有益的。

## 67 什麼食物的含鈉量比較高？

含鈉量的多寡決定高血壓患者能不能安心食用，下表列出「綠燈」、「黃燈」、「紅燈」的三種標準來提供給你參考。

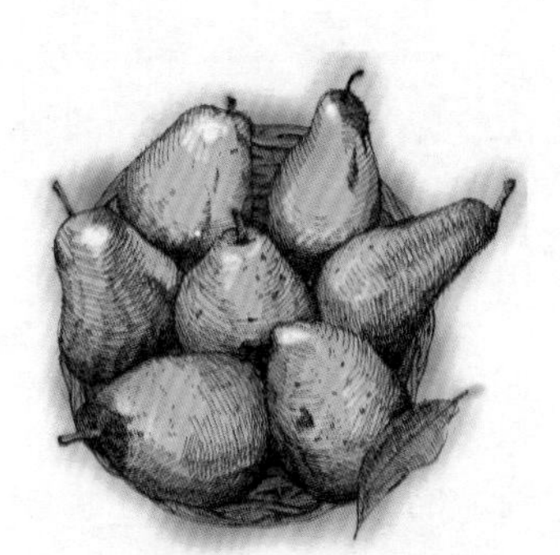

### ▶ 高血壓患者飲食參考標準

| 食物種類 | 綠燈食物 | 黃燈食物 | 紅燈食物 |
|---|---|---|---|
| 主食類 | 飯、麵、饅頭、冬粉、米粉 | 麵線、吐司 | 泡麵、油麵、鹹麵包、鹹麵條 |
| 蔬菜類 | 新鮮蔬菜（但烹調時要注意調味料裡含的鈉） | | 罐頭、冷凍、醃製的蔬菜 |
| 魚肉類 | 新鮮魚肉 | | 燻魚、燻肉、罐頭魚肉、醃製魚肉 |
| 水果類 | 新鮮水果 | | 水果乾、蜜餞、罐頭水果 |
| 奶蛋類 | | 牛奶、雞蛋 | 乳酪 |
| 調味料 | 醋、糖、蒜、薑、肉桂、胡椒、八角、五香 | 鹽、醬油 | 蠔油、味噌、辣椒醬、沙茶醬、魚露、番茄醬、芥末、豆豉 |

## 68 除了鹽以外，是不是其他調味料都可以加呢？

鈉不只藏身在食鹽裡，還有許多調味品是以鈉為鹽基所製造而成，這些都應該限制食用，下表列舉出常見的含鈉調味用品。

## 69 平時要怎麼減少鈉的攝取呢？

要減少鈉的攝取，可從以下幾點著手：

▶ **含鈉調味用品**

| 調味品名稱 | 可能會出現的地方 |
|---|---|
| 味精 | 在家中或餐廳烹煮食物時，味精都是常添加的調味品，在許多包裝食品、罐頭裡也會添加。 |
| 小蘇打粉 | 小蘇打粉真正的學名是碳酸氫鈉，它常被用來讓麵粉類食物發酵（如蛋糕等），烹煮蔬菜時也可能會用到。 |
| 發粉 | 是小蘇打粉、澱粉和酸劑的混合粉類，能夠快速的讓食物發酵。 |
| 苯鉀酸鈉 | 是防腐劑的一種，常在許多醃製食品或罐頭中出現。 |
| 藻酸鹽 | 會添加在冰淇淋等食物中，讓口感變得綿密。 |
| 亞硫酸鈉 | 用來使水果脫色，以便能人工染色，另一方面也會用來當乾燥食物的保存劑。 |
| 丙酸鈉 | 用在蛋糕與麵包的製作過程，可以抑制黴菌的生長。 |
| 硝酸鈉 | 常用於肉類或加工肉類的保鮮。 |

1. 挑選新鮮食物，並親自下廚。
2. 含鈉量高的調味品，例如醬油、鹽、味精等等，必須依照醫師指示使用。
3. 注意一些含鈉量較高、卻不易被發現的食品，例如油麵、甜鹹蜜餞、餅乾等等，因為在其製作過程中，都加入了含鈉量極高的鹼、蘇打、發粉或鹽等，所以必須限制食用。
4. 罐頭及各種加工食品在加工過程中，都會加入一些含鈉添加物，因此必須盡可能減少食用。

**高血壓小常識**

＊長時期高血壓，由於心臟需要更用力收縮以送出血液，因超過心臟負荷，使得心肌肥大、心臟衰竭。長期高血壓是引起專門供應心臟血液的冠狀動脈發生硬化的危險因素之一，常見的冠狀動脈心臟疾病有心肌梗塞和狹心症。心肌梗塞屬於「缺血性心臟病」，發生的原因是由於冠狀動脈完全阻塞，血液無法流到心臟，心臟因缺氧而引發心肌壞死的現象。

5. 含鈉量較高的蔬菜，例如紫菜、海帶、胡蘿蔔、芹菜、發芽蠶豆等等，不宜大量食用。

6. 烹調時應多選擇植物油，例如橄欖油、大豆油、玉米油、葵花子油、紅花子油等等。尤其心血管疾病者，更是切忌動物性油脂，例如牛油、豬油、酥油、乳酪、肥肉、豬皮等等。

7. 內臟、蟹黃、魚卵等食物，因為含有大量的膽固醇，所以心血管疾病患者應禁食，蛋黃則以一週不超過三個為宜。

8. 烹調時可採用白糖、白醋、蔥、薑、蒜、八角、花椒、肉桂等調味品，或以蒸、燉、烤等方式，來保持肉類食物的鮮味，也可以使食物變得更可口。

9. 選擇食物要均衡，不可偏食。

10. 盡量避免在外用餐，因為外賣的飲食常使用較高的食鹽、味精等調味料，萬一無法避免時，則盡量不要食用湯汁、醃製品。

## 70 醫生已經規定我要限制鈉的攝取了，我該怎麼做呢？

| 限制的等級 | 可食用的食鹽量 | 飲食方法 |
|---|---|---|
| 1. 不額外加鹽 | 每天4公克 | 輕微高血壓患者可實行此種方法。在這種情況下，允許少量烹調用鹽，但禁止食鹽醃製的食品，且盡量不使用餐桌上的調味料。 |
| 2. 微限鹽 | 每天1至3公克 | 烹調可用鹽量比上述不額外加鹽的狀況更少，其餘的原則均相同。 |
| 3. 適度限鹽 | 每天1公克 | 一般要達到這種標準須去除高鈉食物，如罐頭、加工食品、烹調不加鹽，肉類及牛奶要適量攝取。 |
| 4. 嚴格限鹽 | 每天0.5公克 | 病患只能攝取自然新鮮的食物，並且沒有任何調味、加工的食品。同時還要限制每天只能飲用牛奶兩杯、肉類五至六兩、蛋一個，及避免含鈉量高的蔬菜。 |

## 71 用所謂的低鈉鹽對高血壓會比較好嗎？

如果是對於單純高血壓的病人，低鈉鹽或薄鹽醬油真的有幫助。但需要特別注意的是，一般市面上販售的健康低鈉鹽、薄鹽醬油多半以鉀取代鈉。但人體的鉀與鈉必須維持在一定的平衡比例，攝取太多的鉀會使心跳加快，產生心跳不整、休克，甚至死亡。因此對於有腎臟問題的患者而言，食用健康低鈉鹽可能反而會造成腎臟的負擔，造成很大的危害，如果你不知道自己是否適合使用低鈉鹽，請與你的醫師討論，若確定有腎臟病變，則不宜改用。

此外，絕對不要因為用的是低鈉鹽就安心的多放好幾匙，這樣反而可能吃進更多的鈉，讓血壓更高。

## 72 不能加鹽，有沒有其他方法能讓食物好吃呢？

利用以下烹調的小秘訣，少鹽的食物也能很美味：

1. 酸味的利用：在烹調時使用醋、檸檬、蘋果、鳳梨、番茄等。
2. 糖醋的利用：烹調時使用糖醋來調味，可增添食物甜酸的風味。
3. 甘美味的利用：使用香菜、草菇來烹煮，可增添食物的美味。
4. 鮮味的利用：用烤、蒸、燉等烹調方式，保持食物的原有鮮味，以減少鹽及味精的用量。
5. 中藥材的利用：使用人參、當歸、枸杞、川芎、紅棗、黑棗等中藥材，可以減少鹽量的添加。

**高血壓小常識**

＊高血壓患者首先要控制熱量的攝入，飲食中以多醣類，如澱粉、標準麵粉、玉米、小米、燕麥等植物纖維較多的食物為主，以促進腸道蠕動，利於膽固醇的排泄，並減少葡萄糖、果糖及蔗糖，因為這些食物容易讓血糖、血脂上升。

6. 焦味的利用：可以使用烤、燻的烹調方式，再淋上檸檬汁，即可降低因少放鹽的淡而無味。

7. 低鹽佐料使用：多用蒜、薑、胡椒、八角、花椒及香草片等低鹽佐料，或味道強烈的蔬菜，如洋蔥等，利用其特殊香味，達到變化食物的目的。

8. 低鈉調味品的利用：可使用含鈉量較低的低鈉醬油或食鹽來代替調味，但由於其中大都含有高量的鉀，須與醫師討論後方可使用。

## Q73 鉀可以降血壓嗎？

鉀可以幫助鈉的排除，讓血壓維持穩定，所以多攝取鉀的確對血壓有幫助，但一點要特別注意，就是如果你的腎臟也有問題，就可能要限制鉀的食用量。富含鉀的食物包括許多蔬菜水果、全麥食物、豆類及乳製品等。

## 74 鈣對降血壓有幫助嗎?

鈣的攝取不足或排泄過多，的確會讓血壓上升，所以我們要攝取足夠的鈣質，才可以讓血壓維持穩定。富含鈣的食物包括：魚類（特別是可以連骨頭一起吃的）、乳製品、綠葉蔬菜等，但高血壓患者要注意你所選的乳製品中所含的膽固醇量，以免顧此失彼。

## 75 鎂跟血壓有什麼關係?

鎂質會使血管擴張，因此有助於降低血壓，而缺鎂會使腎素增加，使血壓升高，所以想要使血壓穩定，可多吃富含鎂的食物，包括：綠葉蔬菜、全麥食物、豆類食物。

## 76 膽固醇對血壓有何影響？

膽固醇是存在於人體細胞中的複合脂質，其產生主要有兩個來源，其中三分之一是由食物獲得，經腸胃道吸收進入血液中；另外三分之二是在肝臟合成。膽固醇是組成細胞膜的主要成分，在維持細胞膜功能運作上扮演重要的角色。所以，膽固醇雖然不能太高，但也不能太低，要保持一個恰到好處的數值，身體才會健康。

一般來說，當血液中膽固醇大於二百毫克時，便會堆積在血管內，造成血管阻塞、硬化而引起高血壓，不可不注意。

## 77 膽固醇統統都是壞的東西嗎？

一般我們提到「血膽固醇」時，指的是血中膽固醇的總量，但實際上它是由三種東西構成，這三種東西分別是高密度脂蛋白、低密度脂蛋白，還有極低密度脂蛋白，其中低密度與極低密度脂蛋白是「不好的脂蛋白」，它們會沈積在動脈中，氧化後會造成動脈硬化。但高密度脂蛋白則剛好相反，它是「好的脂蛋白」，許多研究都顯示它對人體能夠發揮益處，但由於低密度與極低密度脂蛋白通常佔總膽固醇比例的百分之八十，所以我們才會希望降低血膽固醇來讓身體健康。

高血壓小常識

＊高血壓患者平時可多吃一些深海魚，由於深海魚含有多元不飽和脂肪酸，可降低血脂肪，還可避免血小板的凝聚，抑制血栓形成，並能增加微血管的彈性，預防血管破裂，防止高血壓併發症。

## 78 要如何控制膽固醇？

除了由肝臟製造的膽固醇外，從食物中攝取的膽固醇才是過量的關鍵。尤其是動物性食品，更是引起冠狀血管心臟病之主因，因此盡量少吃高膽固醇食物便是控制膽固醇的最好方法，下表列出應該常吃及應該少吃的食物。

## 79 我常不小心就吃到過量的鈉與膽固醇，怎麼辦？

很多人雖然知道要注意飲食，但卻克制不了口腹之欲，以下介紹一些可以幫助你的小技巧：

▶ **控制膽固醇之飲食建議**

| 應該常吃的食物 | 應該少吃的食物 |
| --- | --- |
| 蔬菜水果（盡可能每天吃五種以上。但甜菜、紅蘿蔔、芹菜、紫菜、菠菜不建議攝取）；烘烤或煮過的去皮家禽、瘦肉，烤、煮的魚；米、麥各類穀物，大麥、玉米製成的麵包或餅乾；蛋白、植物油、乳瑪琳、魚（尤其是深海的遠洋魚類）等。 | 油、冰淇淋；牛、豬等固狀油類；雞蛋、椰油或牛油製成的麵包或餅乾；五花肉、香腸、鵝、鴨、動物內臟；蛋黃、魚卵、蟹黃；炸薯條、薯片；榨菜、雪裡紅；醬油、烏醋、番茄醬等。 |

1. 購物前先列出清單：將飲食事先計劃，並設定各種營養素的量，而不要看到什麼買什麼。
2. 選購新鮮的食物：新鮮的食物比調理包或罐頭的食物要好，因為你可以確實的知道它組成的成分，避免吃到過多的添加物。且新鮮食材的顏色與口感都可以增加食欲。
3. 不要肚子餓了才去買食物：當肚子處於飢餓的時候，常容易被食物引誘，而買下並吃進很多不需要的食物，尤其是高脂肪、高鈉和高熱量的東西。
4. 看清楚標籤：買加工食物時，一定要仔細看清楚所含的成分，可以比較一下相似的食物，從中選擇最健康的。

## 80 不得已要外食時該怎麼辦呢？

現代人難免會遇到外食的情況，美食當前，讓人實在無法拒絕，這種時刻對高

# 高血壓

## 血壓失控．中風心痛

血壓患者來說便是一個挑戰。下表提供你一些挑選菜色的小祕方，讓你的外食也可以很健康喔！

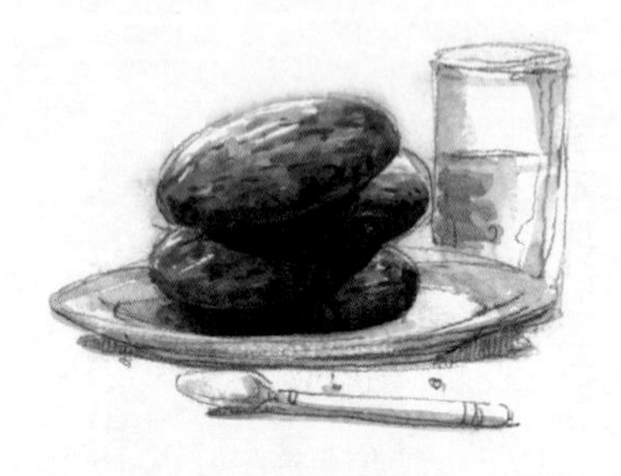

### ▶外食飲食挑選指南

| | |
|---|---|
| 開胃菜 | 選擇蔬菜、水果或魚類，醬汁應盡量減少使用，也可以用檸檬汁代替。 |
| 湯 | 餐廳中的清湯裡大都有大量的鈉，奶油濃湯和巧達湯中則含有大量的油脂和蛋黃，這些東西對高血壓都有不小的壞處，因此建議你最好放棄湯類。 |
| 沙拉 | 最好選擇萵苣沙拉或波菜沙拉，因為它不像主廚沙拉一樣有很多的起司、蛋和肉，也不像凱撒沙拉一樣有大量的油和鹽。此外，請要求廚師不要將沙拉醬淋在餐點上，而將之放在盤邊，讓你可以自己控制食用的量。 |
| 麵包 | 有些餐廳會提供麵包，請選擇全麥麵包或貝果麵包；鬆餅和可頌含有較多的脂肪，餅乾則容易加大量的鹽，因此不建議食用。 |
| 前菜 | 可以選擇蔬菜、米飯、馬鈴薯或水果作為前菜，並且請廚房不要用奶油或美乃滋來調味。而炸薯條、洋芋片和炸洋蔥圈則應絕對避免。 |
| 主菜 | 選擇較不油膩的食物，如烤魚、雞胸等，而不要選擇炸雞、炸魚或炸肉片等。若主食是麵類，則避免選擇含有起司、奶油或肉類調製的醬汁。 |
| 甜點 | 最好的選擇便是新鮮的水果。 |
| 酒 | 酒不只有熱量，過多的酒精還會升高你的血壓，因此最好節制用量。 |

## 81 吃素對高血壓是否有幫助？

一般來說，吃素對高血壓的確有某方面的助益，因為它可以降低我們攝取到動物脂肪的機會。但台灣的素食習慣與歐美的生機飲食不同，台灣的素食者習慣的調理方式以炒、炸為主，又常吃油膩的豆製品。加上市面上的素食食品口味重，且經常以吃到飽的形式推銷，使得台灣的素食又油又鹹又容易超量，因此很多吃素者的血壓不降反增。

**高血壓小常識**

＊高血壓患者應適量攝入蛋白質，除合併有慢性腎功能不全者外，一般不必嚴格限制蛋白質的攝入量。高血壓病人每日蛋白質的量為每公斤體重一克為宜，其中植物蛋白應佔百分之五十，最好用大豆蛋白，大豆蛋白雖無降壓作用，但能防止腦中風的發生。

素食還是有一定的好處的，若是能夠少吃醃漬、罐頭食物，就能夠減少鈉的攝取；避免食用炸的食物，改用清蒸或水煮，也能夠降低油脂的攝入，讓身體更健康。若是因為佛教才吃素，而無法吃蒜、蔥、薑等食物者，也可以利用醋、檸檬或水果調味，讓食物變得更好吃喔。

## 82 為什麼高血壓一定要戒酒呢？

飲酒過量會使血壓升高，並對高血壓治療產生抗阻作用，所以我們一再強調高血壓患者應該戒酒。但對於一個有飲酒習慣的高血壓病人，突然要他完全停止喝酒是極為困難的，甚至有些人反而會造成血壓的短暫升高，因此可以採取逐漸減少飲酒量的方式戒酒。高血壓病人若喝含酒精的飲料，建議每天的酒精量不可超過三十毫升，相當於兩小杯的烈酒（高粱酒等），或兩中杯的紹興酒及米酒，或兩罐易開罐的啤酒。

## 83 高血壓患者為什麼不能喝咖啡？

濃郁的咖啡，是許多現代人熱愛的飲料，不少人在早晨都習慣性地喝一杯濃咖啡來提振精神，或是營造浪漫的氣氛。

但是這對於高血壓病患的健康，可不一定有好處，因此如果你患有高血壓，最好還是少和咖啡這種飲料接觸為宜。美國醫學界所做的關於咖啡的研究指出，每天喝下五杯的咖啡連續兩個月，就足以引起血壓的上升。

平均來說，大量的咖啡會讓收縮壓上升二．四毫米汞柱，舒張壓則上升了一．二毫米汞柱，如果這樣計算，每一杯的咖啡大約會讓收縮壓上升〇．八毫米汞柱，舒張壓則上升了〇．四毫米汞柱。

在研究中並且發現，對於年輕人喝咖啡導致的血壓上升作用，比年長者更為明顯，但原因則不清楚。因此，如果你本身就已經是高血壓病患或是高血壓的危險群，請盡量避免服用咖啡，以及含有咖啡因的飲料（如茶、可樂、巧克力等），若一定要喝，也請將咖啡因的量維持在每天兩百毫克以下。

## 84 香菇可以降血壓嗎？

香菇對血壓是有幫助的，除了高血壓外，它對動脈硬化、抗癌、失眠、神經過敏等，都有不錯的療效。因此，用鮮美的香菇來取代含鈉量極高的高湯塊與高湯罐頭，對血壓及身體各方面都有很大的幫助。

其實任何一種自然的食品都有多種療效，藉由全身性的治療，來使局

## 85 哪些食物裡有咖啡因，含量是多少呢？

| 名稱 | 種類 | 咖啡因含量（毫克） |
|---|---|---|
| 咖啡（180 毫克） | 即溶咖啡 | 57 |
| | 濾泡、現煮咖啡 | 103 |
| | 標明不含咖啡因之咖啡 | 2 |
| | 濃縮咖啡（42毫升） | 105 |
| 茶（180 毫克） | 現煮茶葉 | 40 |
| | 沖泡茶包 | 30 |
| | 標明不含咖啡因之茶類 | 1 |
| 飲料 | 可樂（360毫升） | 31～70 |
| | 巧克力牛奶（250毫升） | 10 |
| 巧克力 | 可可粉（一匙） | 10 |
| | 巧克力零食（100克） | 80 |

部產生的症狀逐漸消失，這也是自然療法最大的特色。例如說，高血壓和動脈硬化這兩者，始終脫離不了關係，而血管的衰竭對腦功能也會有所影響。因此，不只是為了要治療高血壓，應該是讓我們身體各部功能恢復正常，才是最重要的，也才是治本的方法。

高血壓小常識

*高血壓患者多吃含鉀、鈣豐富而含鈉低的食品，如馬鈴薯、芋頭、茄子、海帶、萵苣、冬瓜、西瓜等，因鉀能促使鈉的排除，有利血壓的下降。含鈣豐富的食品如牛奶、酸牛奶、芝麻醬、蝦皮、綠色蔬菜等，可改善心肌功能和血液循環，防止高血壓的併發症。

## 86 黑木耳可以降血壓嗎？

所有的蕈類降低血壓的效果都不錯，其中當然也包括木耳。黑木耳被中醫視為有促進血液循環的功效，對於手腳麻木、腰痠背痛、子宮出血等也有奇效。國外研究發現，黑木耳能減少血液凝塊，避免產生血栓，有防止冠心病的功效。

## 87 納豆降血壓效果不錯？

納豆中含有血管收縮素轉化酵素抑制劑（ACEIs），它會阻止血管收縮素被活化，預防血壓上升。同時納豆中還有納豆激酶，能夠抗凝血，對於容易罹患冠心病的高血壓患者來說，納豆可說是好處多多。

## 88 使用橄欖油可以降血壓？

根據國外實驗研究報告發現，在飲食中使用橄欖油來替代其他油脂類，對於高血壓病患有相當的幫助，但是將橄欖油換成葵花油加入食物中之後，就見不到這種降血壓的效果。因此我們知道，以橄欖油來作為脂質的攝取對於血壓有一定的好處，但這絕不是代表可以無限制的吃橄欖油，還是要依循一定的量，才能保持健康。

## 89 多吃香蕉可以降血壓嗎？

香蕉內含豐富的鉀，可以使過多的鈉離子排出，讓血壓下降。建議你可以將香蕉切成小塊，跟脫（低）脂牛奶一起放入果汁機中打勻，這樣不止攝取到鉀，更攝取到鈣，就成了一杯名副其實的健康飲料。除了降血壓外，香蕉還可以增加免疫力，預防癌症，且它富含纖維，可預防便秘，好處多多，所以若不是醫師有特別交代限鉀的病患，用香蕉來代替點心是很不錯的選擇。

## 90 番茄可以降血壓嗎？

番茄與香蕉一樣含有許多的鉀，因此很適合高血壓、腦中風的高危險群，是標準的養生食材，適量食用的話，對降低血壓是有幫助的。但要注意，若本身有心律不整、腎臟疾病或醫師特別交代限鉀的患者，須限量使用。此外腸胃較弱的患者或老年人，若要食用的話，最好經過烹煮或喝不加鹽的番茄汁，如果要生吃，最好也不要空腹食用。

市售的番茄汁和番茄醬雖然取得方便，但有些產品含有大量的鈉，對健康反而不好，因此高血壓患者最好喝無鹽的番茄汁，並節制番茄醬的攝取量。

## 91 楊桃有降血壓的作用嗎？

楊桃是常見的水果，鮮嫩多汁，美味可口，且它還有一個重要的功能，就是可以幫助控制血壓。就如同番茄一樣，它也含有豐富的鉀離子，但若是腎功能有問題的患者，也同樣是不適宜的。

**高血壓小常識**

＊鈉是礦物質的一種，是人體調節生理機能不可或缺的元素。攝取過多時，易罹患高血壓，攝取太少或缺乏時，會有疲勞、虛弱、倦怠的現象。鈉可以從自然食物、加工食品、調味品或某些藥物中獲得，而其最主要來源是食鹽，食鹽中約含有百分之四十的鈉，即一公克食鹽中含有四百毫克的鈉。

## 92 大蒜對高血壓有幫助嗎？

大蒜中含有各種硫化合物，一般認為可以抑制脂肪過氧化的作用，減少自由基的產生，並有助於預防心血管疾病與高血壓，同時它還能促進新陳代謝，改善血液循環。此外大蒜還具有殺菌的效果，並能增進腸道蠕動，避免因便秘時用力排便造成血壓上升的危險。

# ◆藥物與血壓

## 93 高血壓如何用藥物治療？

高血壓的藥物治療有幾個注意事項：

1. 高血壓應該先使用非藥物性治療方式，其次才用到藥物治療。
2. 應先以降低周邊血管阻力的藥物開始使用。

**高血壓小常識**

* 高血壓患者在季節變化、氣溫驟降的環境，甚至長時間乘車、上網、打麻將或過度勞累等情況下，都容易引起血壓升高，進而導致腦血管梗塞或中風現象，氣溫多變化的季節，應做好保暖工作，外出運動更應備妥禦寒衣物，以因應不時之需。

3. 治療方法應使用個體化的階梯治療，也就是視病人狀況，而採用個人化的漸進治療方式。

4. 治療高血壓的藥物種類非常多，每一種藥物都有其優點與缺點，要針對每一個病人體質和適合性來用藥。例如對A病人來說效果良好的藥，對B病人可能服了就沒有相當的療效。

5. 應針對高血壓的程度，對症下藥。同時還要顧及是否同時有其他的疾病存在，或其他的危險因素，以及病人本身對藥物的適應性，還有藥物的副作用等等，來選擇最適當的藥物，做長期控制及治療。

高血壓的藥物治療，最好要由長期固定的醫師來下處方，才能好好地將血壓控制住，真正得到治療的效果。

## 94 降血壓的藥物有哪些？

| 藥品種類 | 介紹及作用 |
|---|---|
| 利尿劑 | 這種藥物有悠久的歷史，直到今日依舊是一種普遍的高血壓用藥，它可以使腎臟將更多的鈉排到尿裡，降低體內液體的含量。這種藥物對老年人特別有效，此外利尿劑也常與其他藥物一起服用。<br>但就算你已經開始服用利尿劑，鈉的攝取依舊需要限制，限制鈉可以讓藥物作用更好，並減少副作用。 |
| $\beta$ 阻斷劑 | 此藥是藉由阻斷正腎上腺素的作用來降低血壓，正腎上腺素會造成心跳加速、血管收縮，使得血壓增高。這種藥物對有高血壓且併發某種心臟血管疾病，或曾經心臟病發的患者特別有效，還能降低心臟病再度發作的風險。 |
| ACE 抑制劑 | 這種藥物的使用越來越普遍，因為它的功效不錯，副作用也少，它主要的作用是能減少身體產生血管緊縮素I，以免接下來複雜的生理機制讓你的血管緊縮。 |
| 血管收縮素II受器阻斷劑 | 此類藥物是很新的高血壓治療劑，它的作用與ACE抑制劑約略相同，但最大的好處是不會乾咳。 |
| 鈣離子拮抗劑 | 這種藥物很有效，但通常不會用來做第一的選擇，因為它可能會造成嚴重的健康問題。鈣離子拮抗劑有分長短效，可以抑制鈣離子進入細胞，阻止動脈狹窄。 |
| $\alpha$ 阻斷劑 | 此藥是讓肌肉不會過度緊繃，同時也能降低正腎上腺素及腎上腺素的效用，達到降低血壓的效果。此外，它還能適當地減低血液中的總膽固醇和三酸甘油酯，讓高血壓和高膽固醇併發心臟病的風險降低。 |
| 中樞神經作用劑 | 此藥是作用在大腦的部位，它會阻止大腦傳送訊息到神經系統，讓血壓不會升高，但現在已經因為副作用較大而少用，但若同時有某些特定的疾病，醫師還是會考慮此種藥物。 |
| 作用於血管的擴張劑 | 這種藥物的作用非常強，主要是用於對其他降壓藥都無用的病患，它能直接使血管不要緊縮，而降低血壓。 |

## 95 這些藥物會有副作用嗎？

大部分的藥物都是有副作用的，但醫師會幫你評估，使治療的好處大於副作用，或於副作用出現時更換你的藥物。所以當你覺得被副作用困擾的時候，千萬不要私自停藥，應該跟你的醫師討論。

## 96 高血壓病患要終生服藥嗎？

高血壓是一種難根治的疾病。醫學界普遍認為，一旦罹患了高血壓，就需要長期甚至終生與高血壓病魔抗戰。因此，雖然少部分的人可以在醫師的同意下減少每天服藥的劑量，但大多數的患者還是終生不能停止用藥，因為就算長期服用藥物而

▶ 降血壓藥物副作用比較

| 藥品種類 | 副作用 |
| --- | --- |
| 利尿劑 | 此藥最大的副作用就是頻尿，某些種類的利尿劑還會造成鉀的流失。如果你有腎臟方面的問題，應先與醫師討論，此外的副作用還可能有軟弱、暈眩、陽痿、痛風發作等，但都不常見。 |

| 藥品種類 | 副作用 |
| --- | --- |
| β<br>阻斷劑 | 此類藥物是在肝腎代謝，因此有肝腎方面問題的患者便不適用，若你有氣喘或心臟傳導方面的問題，也不建議使用。<br>其他的副作用還包括疲勞、精力衰退、手冷、失眠、陽痿等。 |
| ACE<br>抑制劑 | 此類藥物一般來說副作用很少，但有一部分患者或產生乾咳的症狀。其他可能的副作用還有起疹子、味覺改變和食欲減退。有嚴重的腎臟疾病，或懷孕及預備懷孕的婦女禁止使用。 |
| 血管<br>收縮素II<br>受器阻斷劑 | 不常見，但有些人會鼻塞、暈眩、背部及腿部疼痛、消化不良、腹瀉等。 |
| 鈣離子<br>拮抗劑 | 副作用包括便秘、頭痛、心悸、起疹子、水腫和牙齦腫大。<br>這類藥物的某些製劑是不可以和葡萄柚汁一起服用的，甚至兩小時前後也都要避免，以免引起中毒。 |
| α<br>阻斷劑 | 初次服用或年紀較大的患者，可能會有暈眩的情況（尤其是坐著突然站起來時），因此醫生可能會讓你在睡前才服用此藥。<br>其他可能的副作用還有頭痛、心跳加劇、噁心和軟弱。 |
| 中樞神經<br>作用劑 | 可能的副作用有強大的倦怠感、嗜睡、鎮靜、頭痛、口乾、體重增加、陽痿、思考遲緩、沮喪等。<br>使用中樞神經作用劑時，如果突然停藥，可能會使血壓反彈劇升，因此如果你因副作用而困擾時，請先與醫師討論，再依醫師指示緩慢停藥。 |
| 作用於<br>血管的<br>擴張劑 | 此藥最常見的副作用有心悸和水分滯留，這兩種副作用都會讓高血壓的病患雪上加霜，因此醫生在開此藥時，會開一些其他的藥物來降低這兩種副作用。<br>其他可能會出現的副作用還有胃腸不舒服、頭痛、暈眩、毛髮增生、牙齦腫大和鼻塞等，其中一種製劑服用過量甚至會造成自體免疫系統的問題。 |

控制良好，一旦停止用藥，血壓可能又會回復到較高的數值，而且降壓藥可以幫助你減少併發症的風險。

## 97 服用藥物有沒有什麼要注意的地方？

高血壓是需要長期服用藥物的疾病，因此有一些事情是需要注意的：

1. **最好用水來吃藥：**水可以幫忙溶解藥物，而且成分最單純，所以除非某些特殊情況外，我們通常建議用水服藥。如果你習慣用別的飲料吃藥，最好詢問一下你的醫師或者藥師，查詢是否會對藥物有所干擾。
2. **注意副作用：**注意自己的身體是不是有異狀，如果有的話，請在下一次就診時與醫師討論，讓醫師更換藥物或調整劑量。
3. **不要自行改變藥量：**不要因為自己覺得症狀嚴重或減輕，就任意調整藥物的劑量，若你希望藥物有所調整，應先與醫師討論。

4. 多準備一點藥：多準備一些藥，絕對不是讓你自行加藥，而是防止你突然有事而無法去拿藥時，中斷藥物導致不良結果。

5. 服藥時請多加留意：就算你已經習慣服藥，也要專心在你的藥物上面，注意服藥時要在充足的光線下，以免無意中服錯藥物。

6. 保留藥袋或藥罐：這可以幫助你在不熟悉藥物時，時常查閱一下劑量是否服用正確，也可以在看其他科時，讓醫師知道你原先服用的藥物，避免藥物的加成或相互抑制的作用。

高血壓小常識

＊很多高血壓患者都是白領管理階級，本身工作表現已經相當優異，卻因為追求完美導致高血壓；或者本身已經具有高血壓的病史，因為職場壓力更加惡化，而藍領工作者因為經濟壓力，或者在面臨公司倒閉、資遣時，也容易有高血壓的問題。

## 98 如果我突然停止服藥可能會怎麼樣？

除非有醫師的謹慎評估，不然絕對不要自行停藥，因為突然停止使用高血壓藥物時，可能會使身體產生激烈的反應，而使血壓突然升高，甚至高過之前的數值，因此相當危險。

有些降壓藥還有其他功能（如控制心絞痛），所以突然停藥也會使疾病轉趨嚴重，所以如果真的要停藥，也要在醫師的監控下緩慢進行。

## 99 如果我需要住院的話，要怎麼處理我的藥？

無論是什麼原因要住院，都請隨身攜帶高血壓藥物，並且在藥袋上書寫姓名、藥名、每日服用劑量，然後交給醫護人員處理。如此才能在住院時，讓醫師了解你的用藥，以避免所開的其他藥物與高血壓藥造成干擾。

## 100 我可以吃中藥嗎？

中藥是很多人信任的治療方法之一，如果好好運用中藥，可以改善許多病況，不過本身有高血壓的患者，就要特別小心，因為有些中藥會使血壓升高，或影響西藥的作用，所以在使用中藥前，請先與你的主治醫師討論，然後再找合格的中醫師諮詢，才能避免誤用中藥。

### 高血壓小常識

* 中老年人在冷天清晨醒來，最好在被窩裡動一動，做好保暖工作，然後再慢慢下床，避免突然進入寒冷的環境中，對於習慣在清晨出門運動者而言，出門時應準備足夠的禦寒衣物。洗澡切勿用太熱的洗澡水，以免出來馬上接觸室外冷空氣，身體產生不適感，導致血壓升高。

# 101 常忘記吃藥怎麼辦呢？

雖然我們前面不停的提到「按照醫生的指示服藥」，但有時還是不小心就會忘記，以下的一些小技巧可能會對你有幫助：

1. 將每天要做的事情跟吃藥連結：例如早餐要吃的藥，可以放在餐桌旁，或者貼一張紙條在浴室的鏡子上，這樣早晨梳洗時就會看見，讓自己不會忘記。
2. 使用格子式的藥盒：許多藥房或賣場都有賣格子式的藥盒，有些還會標示一個禮拜的三餐格式，將藥拿回來時就一格一格分好，這樣可以提醒你現在該吃什麼藥，也可以避免你因為忘記而重複服藥。
3. 設定定時器：設定鬧鈴或定時器，讓它在一定的時間提醒你。
4. 請周圍的人提醒你：告訴周圍的人你吃藥的習慣，讓他們可以幫忙你記住。

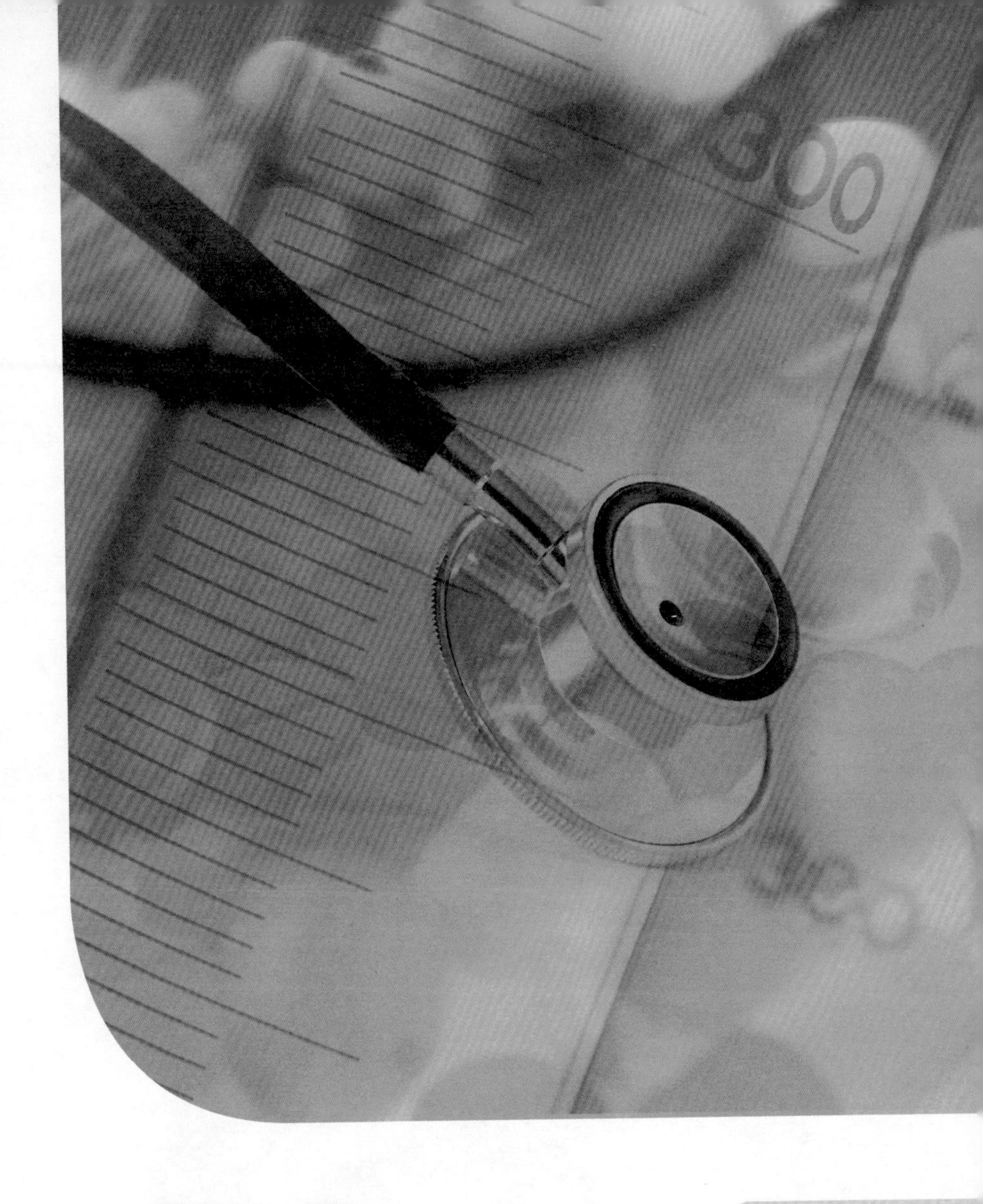

# 附　錄

APPENDIX

## 一 最新收錄二十種「避險食物」

| | |
|---|---|
| 主食類 | 薏仁、蓮子 |
| 奶　類 | 脫脂牛奶、低脂優酪乳 |
| 魚肉蛋類 | 去皮雞肉 |
| 豆　類 | 傳統豆腐、豆漿 |
| 蔬菜類 | 番茄、菠菜、甘藷葉、洋蔥、冬瓜 |
| 菇　類 | 黑木耳、白木耳 |
| 水果類 | 哈密瓜、桃子、李子 |
| 油　脂 | 沙拉油、花生油、葡萄籽油 |

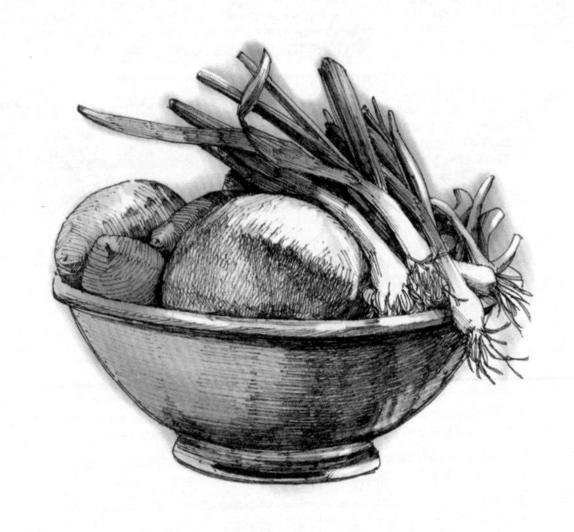

## 二 特別精選二十種「降血壓食物」

| 主食類 | 芋頭、番薯、紅豆、黑豆、綠豆 |
|---|---|
| 奶類 | 無鹽起司 |
| 魚肉蛋類 | 鮪魚、鮭魚、鯖魚 |
| 豆類 | 納豆 |
| 蔬菜類 | 無鹽番茄汁、大蒜 |
| 菇類 | 草菇、金針菇、香菇 |
| 水果類 | 香蕉、楊桃、西瓜汁、龍眼乾 |
| 油脂 | 橄欖油 |

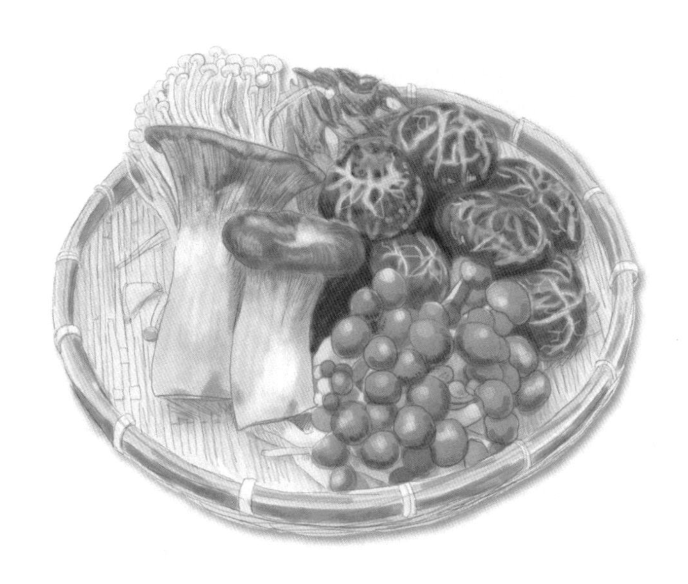

高血壓的預防與健康管理 / 醫學菁英社著 .
-- 一版 .-- 新北市 : 優品文化，2021.04 ;
232 面 ; 15x21 公分（Health ; 05）
ISBN 978-986-06127-2-1（平裝）
1. 高血壓 2. 保健常識
415.382　　110000955

Health 05

# 高血壓的預防與健康管理

編著　醫學菁英社
總編輯　薛永年
美術總監　馬慧琪
文字編輯　董書宜
美術編輯　黃頌哲
封面插畫　王甜芳

出版者　優品文化事業有限公司
地址　新北市新莊區化成路 293 巷 32 號
電話　(02) 8521-2523
傳真　(02) 8521-6206
信箱　8521service@gmail.com
(如有任何疑問請聯絡此信箱洽詢)

印刷　鴻嘉彩藝印刷股份有限公司

業務副總　林啟瑞 0988-558-575

總經銷　大和書報圖書股份有限公司
地址　新北市新莊區五工五路 2 號
電話　(02) 8990-2588
傳真　(02) 2299-7900

出版日期　2021 年 4 月
版次　一版一刷
定價　250 元

上優好書網

FB 粉絲專頁

Printed in Taiwan
**書若有破損缺頁，請寄回本公司更換**